我的用方体会

韦英才
吴小红　黎　佳　李凯风　主编

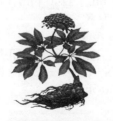

广西科学技术出版社

图书在版编目（CIP）数据

我的用方体会 / 韦英才等主编. —南宁：广西科
学技术出版社，2016.4（2024.4重印）
ISBN 978-7-5551-0612-8

Ⅰ.①我… Ⅱ.①韦… Ⅲ.①验方—汇编 Ⅳ.
①R289.5

中国版本图书馆CIP数据核字（2016）第 064584 号

我的用方体会
WO DE YONGFANG TIHUI

韦英才　吴小红　黎　佳　李凯风　主编

策划编辑：陈勇辉　罗煜涛
责任编辑：李　媛　　　　　　　　责任校对：何燕英
封面设计：韦娇林　　　　　　　　责任印制：韦文印

出 版 人：韦鸿学　　　　　　　出版发行：广西科学技术出版社
社　　址：广西南宁市东葛路 66 号　邮政编码：530023
网　　址：http://www.gxkjs.com

印　　刷：北京兰星球彩色印刷有限公司

开　　本：890 mm×1240 mm　1/32
字　　数：135 千字　　　　　　　印　　张：4.75
版　　次：2016 年 4 月第 1 版
印　　次：2024 年 4 月第 2 次印刷
书　　号：ISBN 978-7-5551-0612-8
定　　价：78.00 元

编委会

前　言

　　流传于民间的验方、偏方，历史源远流长，是我国历代劳动人民与疾病做斗争的智慧结晶，也是祖国医学发展的基石。在数千年的历史长河中，我们的祖先积累了许多强身防病的方法和经验，再经过历代医家与广大百姓的不断充实与发展，得以形成并完善了祖国医学防病养生的理论与临床实践体系，对其挖掘、继承和发展，是对祖国医学的一个伟大贡献。

　　大凡学医者，读书、临证、思考是他们成才的三要素，缺一不可。中医学是一门理论医学，不读书不足以明理；中医学是一门实用医学，不临证不足以体会；中医学是一门传统医学，不思考不足以悟道。对于一名中医临床者而言，读书，所读的是方之上的法；临证，所用的是法之下的方；思考，所思的是法与方、方与法。只有通过读书的沉淀、临床的积累，才能体会与升华。《我的用方体会》一书，用平实的文字，记录了中医、民族医在临证中读书、在读书中临证的思考和体会，也收集了中医药、民族医药爱好者和其他广大老百姓在与疾病做斗争中总结出的用方经验。读者既可从这些文字中学会一法一方的临床使用，也可以学到如何在临证中读书，如何在读书中临证，如何在读书与临证结合中思考。

　　医海无涯，学海无边。简单小验方，健康大学问。

编者

2016 年 4 月

目录

内科篇

外科篇

3

我的用方体会

杂病篇

综合篇

内科篇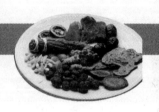

民间食疗治便秘

杨喜添

今年2月16日,我从《民族医药报》上看到一篇名为《民间食疗治便秘》的文章后,引用了其中的秘方:猪蹄一个斩碎,入锅煎煮后,加入生地50~60克共煮,放盐少许,每天分2次服,连汤和猪蹄一起吃完。服用2天后,效果甚佳,比往常服用牛黄解毒片更加舒服,还治好了我多年的习惯性便秘。之后,我将此方介绍给患有便秘的同事,他们也取得了同样的疗效。真是得一秘方胜找良医。

附原文:

民间食疗治便秘

梁庆森

便秘者,有的人每隔一天排大便一次,也有的每两三天排一次,更有四五天以上排一次的。患者腹胀不适,纳食不香,排便非常困难。此病以中老年人居多。甚至有些患者多年不愈,吃百药效微而忧郁异常。前些时候,笔者得一民间验方猪蹄生地汤,介绍给多位便秘病人服用后,效果满意,现介绍于此。

取猪前蹄一个斩碎,入锅煎至快熟透时,加入生地50~60克,再煎沸20分钟左右,加盐少许,喝汤吃猪蹄,一天分2次吃完。一般服1~2天可愈。服后尚感药效不强时,可适当增加生地分量,或再加玄参10克;对于久患便秘而体虚者,此方再加熟地6~9克,以防泻泄。

据笔者多年的临床体会,治疗便秘一证,若以致伐法,投以泻剂(如"承气汤"或单用大黄、番泻叶等),对于实症而体不弱者尚见功,若年久便秘的老年人或体虚者,服后则病情加重或变生他病。而猪蹄生地汤不论寒热虚实,统治一切便秘证,男女老少均宜。方内生地性寒、味甘,滋阴清热、凉血,导肠胃之郁火而不伤正,配以猪蹄扶正润肠,故大便自通。

壮医药线点灸治愈尿血症

袁振兴

我老伴名叫张凤玲，51岁，患尿血症，小腹坠痛，小便有枣般大的血块，病情严重。我用报上介绍的壮医药线点灸疗法，在老伴身上点灸神厥、关元、百会、阳陵泉、中极、梁丘等几个穴位。两小时后，小腹坠痛停止，尿痛也有所缓解。以后每天点灸一次，每次一至二壮，第五天血块消失（配服中药止血药），接着再点灸几次尿清病愈。我由衷地感慨，壮医药线点灸真神。

我找到了感冒的克星

唐秉权

以前，我与女儿常患感冒，每年都要为此花去不少的医药费，这真害苦了我们父女俩。1991年9月的一天，我又不慎感冒了，且比以往更加严重。在县医院就医时，我无意间发现了一张1991年8月5日的《民族医药报》，拿来一看，竟有"验方专版"，且登有专治感冒的良方"巧用花草叶防治感冒"。我立即抄下，回家后按验方自制了药物。第一次服下药物后，病情即有所好转，连服4天后，我的感冒竟痊愈了。更可喜的是，我至今再没有患过感冒。后来我女儿感冒时也服了自制的药物，效果亦同样的好。我爱人高兴地对我说："你可找到了感冒的克星。"

附原文：

巧用花草叶防治感冒

烈　辉

感冒是一种常见病，目前尚无特效药。这里介绍一种简便的运

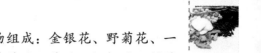

用花、草、叶来防治感冒的验方。药物组成：金银花、野菊花、一枝黄花、车前草、鱼腥草、夏枯草、紫苏叶、桑叶、枇杷叶。剂量及用法：成人"三花"各 10～15 克，"三草"各 10～15 克，"三叶"各 5～10 克；1～5 岁的儿童用成人量的 1/3；5～10 岁的儿童用成人量的 1/2；10 岁及以上的儿童用成人量。每日 1 剂，水煎服，连服2～3 日。

壮医治喉痛方屡试屡验

郭正学

采访中，一位老壮医介绍，喉咙疼痛时，用一种药咀嚼后，去渣吞药水即可病愈。之后，笔者开始试用于临床。

第一位病人是一个中年妇女。她咽喉疼痛，吞食困难，曾用了几天的青霉素，病情稍有好转，但因畏针痛而寻单方。笔者便告诉她到中药店去买老壮医介绍的那种药。中年妇女买来后拿一小片药咀嚼后，去掉药渣吞下药水，次日就高兴地告诉笔者喉痛全无，能吃东西了。

第二位病人是那位中年妇女的儿子。他并不是与母亲同时发病，可症状一样。母亲叫他找笔者要那种药，可他一时找不到笔者，以为喉咙痛是小病，打一天针就会好，于是在门诊用青霉素，结果，喉病依然严重。之后找到了笔者，笔者介绍他去中药店买那种药，按同样的方法服用，第二天他就告诉笔者，病好多了。笔者叫他每天咀嚼1～3次，很快会好的。果然，三天以后再见面时，他一脸笑容地说病完全好了。

不知是不是老天爷开玩笑，笔者充当了第三个病人。那年夏天，昼热夜凉，笔者不慎着凉。开始是全身不舒服，后来咽喉疼痛得连吞唾液都困难，特别是到了后半夜，常因吞唾液而痛得惊醒。开始寄希望于家中备有的板蓝根冲剂，但服了两天毫无效果，才不得不上街去买那种药。谁知，咀嚼了一小片后，当晚后半夜就不再因疼痛而惊醒。因药味太苦，第二天又有事，故不得服，当晚又被痛醒。从第三天开始，笔者坚持用药，第四天就与咽喉疼痛说"拜拜"了。

这药是什么"货色"？是普通得不能再普通的"山豆根"。山豆根性味苦寒，有清热解毒、消肿止痛、通便的作用，主治急性咽喉炎、扁桃体炎、牙龈肿痛、便秘等。但书中介绍的附方并没有提到单味山豆根咀嚼可治咽喉痛。老壮医介绍给笔者时是说用山上的"那兜药"来治疗。后来笔者拜访某中药师，知道老壮医讲的"那兜药"就是山豆根，所以不用上山挖，而是到中药店购买。老壮医还特意告诉笔者，此药有毒，不能多用，每次咀嚼一小片即可，否则会使人呕吐。

"稳心灵"治好了早搏

周根发

我退休的第二年，由于业务忙以及新陈代谢不好，患上了冠心病，每分钟早搏七八次，兼有胸痛、胸闷、严重失眠等，自己取方吃药没有病除，后来又到县医院、市医院、省医院治疗，花了一万多元，仍然没有解决问题。

某年 2 月 5 日，我看到了《民族医药报》上刊登的"稳心灵"一方，方药很简单："党参、黄精各 30 克，琥珀末、田七各 1 克，共研细末，每次服 18 克，每日服 3 次，温开水送服。"我抱着试一试的心理和小药方也许能治大病的愿望，服了 5 剂，结果真把我的早搏给治好了，我非常感激《民族医药报》这位"妙手神医"！

白花蛇舌草治扁桃体炎真灵

肖五洲

某年 5 月中旬，本人患扁桃体炎，经常发炎、发烧，又打针又

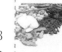

吃药，虽有好转，但没断根。一次，偶然看到《民族医药报》（1993年1月15日）治扁桃体炎小验方：白花蛇舌草 200 克。水煎服，每日 1 剂，分 3 次服。于是，就按照此方试服 1 剂，果然见效。

白芷治疗痛经效果好

朱定远

我们村一位 30 岁的妇女，每逢经期必痛，一痛就是十几天，在村卫生所、镇医院、县医院看了几个月不见好转。我用《民族医药报》上介绍的《白芷治疗痛经的传说》一文中的处方，建议她到药店买了 60 克白芷，一共用了 2.4 元，每日每次 20 克，水煎分 2 次服，服了一次就不痛了，为巩固疗效，连服 3 日。

没想到看了半年的病就这样治好了。后来我问过她经期还痛吗？她说一点不痛了，很感谢我！而且真的要感谢《民族医药报》，这份报纸太好了！

乌贼骨汤治愈更年期子宫出血症

秦东云

我是《民族医药报》千千万万个热心读者之一，《民族医药报》是我的精神食粮和健康益友。

我老伴是位教师，现年 54 岁，经县级医院检查，她患了更年期子宫出血症。经多方医治，疗效不理想，给工作、生活带来许多不便，她的精神受到创伤，常说自己可能患有子宫瘤，难以治愈，心情忧郁。这时候我便回忆起《民族医药报》1995 年 8 月 18 日第 33 期（总 308 期）"医生手记"栏目里，曾刊登四川省李翠祝医生撰写的临床经验论文《变通乌贼骨汤治崩漏的体会》，文中阐明了崩漏的成因、用药及服法、病案、体会，与老伴病情相似。于是，我抱着试试看的心理，按方给老伴买药服用。老伴服药3剂后，病情大有好转，接着又随症加减，继服3剂而愈。她高兴地说"《民族医药报》的验方真灵"，并要我常年订阅该报。在此，希望借贵报一角，感谢李医生，并祝贵报越办越好，为各族人民健康做出新贡献！

家庭保健离不开它

李章华

我从1993年开始订阅《民族医药报》，从报上获得了很多的医药知识，积累了很多的用方经验，如今家人有点小疾病，基本上不用去医院了。

1996年8月下旬，我患了急性糖尿病，再加上胃出血，病情危急，住院一个月。出院后，我从家里的《民族医药报》上找到有关治疗糖尿病的药方，其中一个方是土家族验方：鸡蛋5个，酸醋400克，蜂蜜250克，搅拌一起服用。我服用3个疗程后，病情得到控制，身体逐渐恢复了健康。该方成本很低，治糖尿病效果较好。

1995年，我妻子患了心肌胆囊炎，我也是在报上找到一则治疗心肌胆囊炎的验方：乌梅5克，姜黄9克，茵陈15克，焦山栀10克，制川军9克，鸡内金9克，佛手9克，枳实9克，滑石9克，甘草3克，水煎服。连续服用3天，病情有所好转，连服10剂后，病症消失了。

我对《民族医药报》怀有深厚的感情，报纸一到手我就从头到尾细细阅读，然后把有关验方和治疗方法剪贴起来，以便查阅。《民族医药报》，我的家庭保健离不开它。

民间单方治愈多年气管炎

肖献华

我用 1993 年 4 月 23 日《民族医药报》第 2 版刊登的《民间单方治愈多年气管炎》一文介绍的方法，把患了三年的气管炎治好了。

（编者注：该方是用 2000 克左右的西瓜一个，生姜 200 克，在瓜蒂一端切开一个口，把瓜瓢掏出，放在碗内，再把生姜切成薄片，放入瓜内，将瓜瓢放在生姜上面，用原切口的瓜蒂盖好，蒸 30 分钟，吃瓜瓢，嚼姜片，饮瓜汁。）

感冒咳嗽巧用蒙医方

秦 敏

我 3 岁的孙子，因为体质较差，经常感冒咳嗽。一个月就病了几次，住院、打针、吃药，花了几百元都没能治愈。无奈之下，我用《民族医药报》刊登的蒙医方，用蒜炭碾粉加冰糖冲开水给他喝，白天 1 次，晚上睡觉前 1 次，当天见效。我儿媳早晨起床后惊喜地对我说："妈妈，这药方真神呀！"感谢《民族医药报》刊登的好验方。

不是医生也能治好病

杨国能

去年 12 月中旬，我们单位新调来一位姓何的同志，她上班总是心神不定。问其原因，她说她父亲的支气管炎又复发了，而且咳得比以前更厉害，连晚上也不停地咳，咳得全家人都睡不了觉。她父亲70多岁了，患支气管炎已有30多年，大小医院跑了十几家，花了上万元，都没能治好他的病。听完何某的讲述，我连忙说："别急，等我回去翻翻《民族医药报》，看有没有这方面的处方，如有，我抄给你拿回去给你父亲试试，也许能治好。"她听我说得认真，便答道："你虽不是医生，但你既然这样说，就再试一回吧。"

回到家里，我把《民族医药报》自创刊以来所有的报纸都拿出来查找，终于在1993年2月26日的报纸上看到《支气管患者不妨试一试》中介绍的这个处方。

（编者注：该处方是白茯苓、川贝母、杏仁、桑皮、甘草、五味子、京半夏、当归、陈皮各6克。第一剂，第一天下午5时煎煮，晚上9时服；第二剂，第二天晚上9时煎煮，第三天早上7时服；第三剂，第四天早上7时煎煮，中午11时服；最后，3剂药渣合在一起，第五天下午5时煎煮，晚上9时服。）

我赶忙抄好连夜送到何某家中，何某按处方给她父亲抓了一剂中药，何父开始还不相信一个医学门外汉能治好他的病，抱着怀疑的心态试服。哪知第三天奇迹就出现了，30多年的支气管炎明显好转，咳嗽次数明显减少，精神也好多了，连服3剂之后，何父的支气管炎被彻底治愈了。现在何父逢人便说："你别看××单位的小杨没学过医，但他比医生还厉害呢！我患了30多年的支气管炎，他只用一个处方就治好了，钱也没怎么花，实在是太神了！"

从此，一个医学门外汉治好几十年顽症的消息传开了，慕名前来拜访求医的人络绎不绝，但我每次都只笑着说："其实我本身并不会看病，我只是订了一份《民族医药报》，该报上刊登有治病的验方。"

希望患者都能得到治愈的机会

范瑞然

天有不测风云，人有福祸旦夕。身体一向健壮的丈夫被查出了白血病，我惊呆了，不相信这是事实。这消息犹如晴天霹雳，让我不敢面对。在医院病友们的开导下，我逐渐地坚强起来，我不甘心，我要尽自己的全力救丈夫，救这个家。

我是一位搞化工的科研工作者，现开始学习有关血液病方面的知识，搜集各方面的杂志、报纸资料，每天对丈夫的病情认真作记录。经过医院专家们的治疗，我丈夫的病情有所缓解，但我的思想包袱仍很重，每天都处于高度紧张状态。因为我丈夫平时身体素质好，疾病在他体内潜伏没有丝毫症状，一旦有了感觉就已经太晚了，加上又错过了骨髓移植的最佳年龄（12～50岁），只能靠化疗维持，我整日担心怕"慢粒急变"。可最担心的事还是发生了，1997年5月（病后7个月），我丈夫开始发高烧，骨穿检查后证实"慢粒已急变"，专家们对此也感到很棘手。后来得知新疆有位医生能治绝症，与其在家坐以待毙，不如出去碰碰运气，就这样，我们千里迢迢从山西太原赴新疆治疗。

可我们还是去晚了，丈夫的病情每况愈下，还没有到达目的地，在路上就住进了医院。在这种危难时刻，医院的同志给了我一份《民族医药报》，报上有1997年5月23日刊登的广西庞国森老先生的"五法治血癌"的验方。我当时别提有多高兴了，因为该验方能起到西医化疗的作用，并能使癌细胞逆转为正常细胞，能使第53号基因正常运转。也正因为第53号基因有毛病才会产生癌症，这个验方起到了骨髓移植的效果，给多少因年龄和经济条件达不到骨髓移植的要求，而又没有其他办法能治愈的白血病患者带来新生的机会。我丈夫的病因不能缓解而频繁化疗，身体相当虚弱，行动不便，已不能赴新疆治疗了。我立即与《民族医药报》编辑部取得了联系，在编辑部同志们的热心帮助下，我又及时地得到了广西陆川县卫生局陈局长及陆川县民族医药研究所陈所长的帮助，顺利地与庞国森老先生联系上了。庞老在身体不适、工作繁忙的情况下，复信给我并随信寄了有关"慢粒急变"的验方。我从心里感谢他们，是他们让我这颗受伤的心有了些安慰。但尽管有这么多好心人帮忙，仍没能留住我丈夫的生命，56 岁的他还是过早地离我而去。

各位读者，你们知道吗？我的心里非常悔恨，我悔自己为什么不知道有《民族医药报》这么好的报纸，恨自己太晚得到这个治血癌的验方。太晚啊！我写这篇文章的目的，是想让我的悲剧不再重演，让《民族医药报》家喻户晓，让千千万万的患者都能得到治愈的机会。

附原文：

五法治血癌

庞国森

1. 急性粒细胞型白血病。症多见肺肾两虚，胃肠湿热积滞，治用狼毒人参羊藿大黄山豆根汤：狼毒（奶制）10 克，西洋参（另焗兑服）10 克，淫羊藿 15 克，大黄（后下）6～10 克，山豆根 10 克，川贝母 10 克，玄参 10 克，金银花 30 克，大青叶 15 克，五倍子 5 克，知母 10 克，山栀子 10 克，佩兰 10 克，沙参 10 克，芦荟粉 10 克，每日煎服 1 剂，早、晚分服，饭后服用。每日上午 10 时服食斑蝥烧鸡蛋 1 个。

2. 急性淋巴细胞型白血病。症状多属气阴两虚，新感白血病毒，内有伏热，治用狼毒人参羊藿大黄龟板鳖甲汤：狼毒（奶制）10 克，西洋参（另焗）10 克，淫羊藿 15 克，大黄（后下）6～10 克，生龟板（先煎）10 克，生鳖甲（先煎）10 克，石决明（先煎）15 克，地骨皮 6 克，丹皮 6 克，归尾 6 克，苏木 6 克，可随证酌加生黄芪、青蒿、升麻、生地、麦冬、玄参、知母、川贝母、生石膏、前胡、桑叶等，以滋阴清伏热，每日煎服 1 剂，早、晚饭后服用。每日上午 10 时服食斑蝥烧鸡蛋 1 个。

3. 慢性粒细胞型白血病。症多见下焦阴阳两虚，中气不振，治用狼毒人参羊藿大黄山豆根汤加味：狼毒（奶制）10 克，人参（阳虚用红参，阴虚用西洋参，另焗兑服）10 克，淫羊藿 15 克，大黄（后下）6～10 克，山豆根 10 克，川贝母 10 克，玄参 10 克，大青叶 15 克，金银花 30 克，黄芪 10 克，熟地 10 克，白术 10 克，升麻 10 克，生地 10 克，肉苁蓉 10 克，柴胡 10 克，泽泻 10 克，每日煎服 1 剂，晚饭后服用。每日上午 10 时服用斑蝥烧鸡蛋 1 个。

4. 慢粒细胞白血病急性发作期型。症见白细胞、幼型细胞猛增加高烧持久不退者，治用清温消毒饮子汤：金银花 30 克，黄连 15 克，黄芩 15 克，玄参 15 克，生地 15 克，连翘 15 克，生鳖甲（先煎）15 克，柴胡 10 克，桔梗 10 克，马勃 10 克，牛蒡子 10 克，僵蚕 10 克，板蓝根 10 克，青蒿 10 克，前胡 10 克，生石膏 60 克，生黄芪 60 克，升麻 6 克，甘草 6 克，每日煎服 1 剂。高热减退后改服狼毒人参羊藿大黄龟板鳖甲汤加味，即原方加柴胡 10 克，半夏 10 克，知母 10 克，黄连 10 克，川贝母 10 克，橘红 10 克，川厚朴（后下）10 克，每日煎服 1 剂。每日上午 10 时服斑蝥烧鸡蛋 1 个。

5. 血癌患者为真红细胞增多型者。治用狼毒（奶制）10 克，人参（另焗兑服）10 克，淫羊藿 15 克，大黄（后下）6～10 克，煎汤送服下药散。青黛 30 克，雄黄 15 克，乳香 15 克，麝香 0.3 克，研细末，每次服用 0.1～1 克，每日 3 次，饭后服。

讨论：我国民间自古以来就有用狼毒治癌的习俗。狼毒有很强的抗癌作用，尤其治血癌有特效。取狼毒头去粗皮切片置容器内，用牛奶或羊奶少许拌匀焖 30 分钟，然后加奶浸没，待奶浸透药片其毒完全溶解于奶中后，取出晒干即可做药治癌。狼毒味辛，性温、稀、钝、糙、动，具有燥湿消肿、化痰排毒下泻的功效。狼毒含有一种蛋白，其与人脑细胞中的一种能阻止白血病的发展叫做调钙蛋白的蛋白质相似，当它与脑肽（腺激素）和神经肽（神经节甘酯）结合时，能阻止白血病的活动与发展，狼毒可成为治癌的有效化疗药。

现代研究发现，人的器官在不同的时间对药物的反应差别极大，最毒的病是癌症，最毒的药是斑蝥，癌症患者每天上午10时服用斑蝥烧鸡蛋效果最佳。取新鲜鸡蛋1个，顶端开一小孔入斑蝥1只（糯米炒过去头足翅），棉纸封住孔口，外涂烂泥如皮蛋状，烤泥爆开裂即可，去泥蛋壳与斑蝥食蛋，在上午10时服用，每天1个，连服30个为1个疗程。

人参、淫羊藿、大黄能促使癌细胞转化为正常细胞。人参、山豆根等含锗元素能抗一切癌变，淫羊藿能促使肾上腺皮质分泌巧力松激素，有巧力松的活动就能使第53号基因正常运转，正因为第53号基因有毛病才发生癌变，所以巧力松的活动能使癌细胞逆转为正常细胞，转化不了的由大黄排出体外。

常用狼毒（奶制）10克，芥菜30克，大枣10枚，鸡蛋2个或肉片煮汤佐膳。狼毒、芥菜、大枣可防癌治癌，也是治疗老年痴呆症的精品方。

《民族医药报》助我斗癌魔

龙文均

我是一位经过大小手术共七次的膀胱癌患者，也是湛江市十佳抗癌明星之一。1989年5月发现无痛性尿血，经检查确诊为膀胱上皮移行乳头状癌，手术切除后，进行了四个疗程的化疗。1991年8月和1993年10月先后两次复发，确诊为复发性膀胱癌。膀胱癌的几次复发对我震动很大，真正体会到了"谈癌色变"的滋味。为了防止癌病的再次复发，我千方百计地寻医问药，从1994年起，开始年年订阅《民族医药报》，并从该报社购买了大批医药书刊，学习医药知识。特别是对《民族医药报》上刊登的有关抗癌治癌、提高免疫功能和养生方面的文章，我不仅反复阅读，而且还摘录于笔记中，并且应用于实践。如1996年1月12日第3版刊登的《向肿瘤患者进一言》对我起到的作用最大。几年来，我基本上按照该文章提供的方法去做，一是做到情绪稳定，思想乐观，把事业置于首位，不

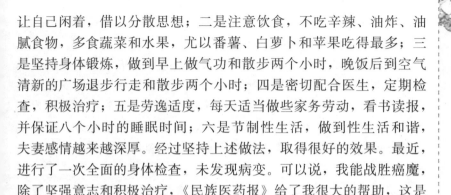

让自己闲着，借以分散思想；二是注意饮食，不吃辛辣、油炸、油腻食物，多食蔬菜和水果，尤以番薯、白萝卜和苹果吃得最多；三是坚持身体锻炼，做到早上做气功和散步两个小时，晚饭后到空气清新的广场退步行走和散步两个小时；四是密切配合医生，定期检查，积极治疗；五是劳逸适度，每天适当做些家务劳动，看书读报，并保证八个小时的睡眠时间；六是节制性生活，做到性生活和谐，夫妻感情越来越深厚。经过坚持上述做法，取得很好的效果。最近，进行了一次全面的身体检查，未发现病变。可以说，我能战胜癌魔，除了坚强意志和积极治疗，《民族医药报》给了我很大的帮助，这是我与癌魔斗争的切身体会。

1996 年，我写了一篇题为"患癌七年，手术七次，苦斗七载，体会七条"的日记，总结了抗癌经验。具体内容是：思想乐观，事业至上，坚持工作，分散思想；积极治疗，疗效理想；坚持锻炼，体质增强；注意饮食，调节营养；劳逸适度，心情舒畅；持之以恒，寿命延长。

附原文：

向肿瘤患者进一言

黄衍强

一、情绪稳定

一旦确诊为肿瘤，患者大多焦虑不安，以致影响饮食、睡眠，加重病情。现代医学研究证实，不良的情绪是导致癌症发病的原因之一。中医认为，人体的阴阳气血平衡可维持正常的生理活动。情绪不稳，烦躁易怒，可使气机紊乱。气滞可致血瘀，血瘀可以加重气滞。医生要结合患者全身状况而具体分析用药。患者当明此理，保持乐观的情绪，以使气血流畅。通过临床观察，同一疾病不同情绪者，效果迥异，不能不引起重视。

二、饮食疗法

人们每日都要饮食，好像无须赘述，实则不然。中医以草木之偏性来调整人体的阴阳平衡。不仅着眼于局部，更注重整体。用药如此，饮食亦不例外。正常人对摄入的食物具有一定的调节能力，当患病之后这种能力减弱，必须注意调整。

呼吸系统患者初期常见咳嗽、胸闷，有时痰中带血，后期出现乏力、心悸等症。饮食忌辛辣助火之品，少食油炸肥腻，多食新鲜蔬菜、水果。其中白木耳润肺，竹笋可以抗癌。海带在日本称为长寿菜，亦有抗癌作用。海参亦可补肺，可增强自身免疫力。蔬菜中以萝卜理气化痰最好，黄痰、白痰患者均可食用。谷豆薯类可选粳米、黄豆、山药等。

消化系统患者属脾胃虚寒者，症见食冷病情加重，腹痛喜暖喜按，膳食原则应以温补脾胃为法；属脾胃湿热者，症见心下痞满，呕恶纳呆，则应清利湿热。不应见到癌症，一概用以攻逐泻下。首先应少食多餐，定时定量。不宜过饥过饱，少食粗糙及有刺激性食物，进食宜细嚼慢咽。谷薯豆类以性甘平者居多，食可助脾。大凡饮食亦应遵循中医的治法"寒之温之，热之寒之"。

泌尿系统肿瘤患者常有血尿及结节等改变。中医认为与湿热下注有关。谷豆薯类多性甘平而补中，食之不忌。赤豆及绿豆有良好的清热利湿通淋之功，以湿热下注为主的病人多食有益。薏米既可利湿，又能助脾，虚实相杂的病人服之最宜。蔬菜类中清热通淋之品甚多，以芹菜、菠菜作用最佳。辛温之品如韭菜、辣椒、香菜之类应禁食。其他各系统的肿瘤患者在治疗的同时可就近求教于当地医生了解怎样做好饮食保健，以利康复。

三、锻炼身体

未病之前通过各种方法锻炼可以健身防病，已病之后锻炼可以防止病情转变。健身方法众多，以选择适合自身的科目进行锻炼，如郭林气功、中华智能功、太极拳、书法等。实际上，在实施每一项健身方法的同时，除了体力上得到锻炼，也是一种情志转移法，能使紧张的心理松弛下来。因为患病之后思想负担过重，通过各种方法，可以使身心两个方面得到改善。

四、医患结合

作为医者，治病救人，方法众多，然而其目的一样，即想方设

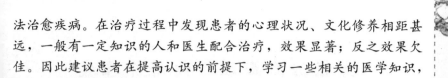

法治愈疾病。在治疗过程中发现患者的心理状况、文化修养相距甚远，一般有一定知识的人和医生配合治疗，效果显著；反之效果欠佳。因此建议患者在提高认识的前提下，学习一些相关的医学知识，有助于早日恢复健康。

五、节制性生活

古人对此非常重视，在历代医籍中多有记载。常人要求以次日不感到疲劳为度。如头晕乏力、记忆力减退则为太过。作为患者更应谨慎，以免影响治疗效果。

女儿荐方治好我的关节炎

王 芳

2001 年 9 月的一天，女儿拿着一张《民族医药报》冲进家门，她指着报纸上刊登的《中医治疗类风湿性关节炎》一文对我说："妈妈，你的病有治了！"当我看到这篇文章就像遇到了救星一样，因为我患风湿性关节炎已有 10 多年，其中的苦头真是几天几夜也说不完。口服消炎痛（吲哚美辛）、布洛芬、抗炎酸（甲氯芬那酸）等药物均不奏效，打封闭针没有用，拔火罐、针灸等也没有效果，真是苦不堪言。

看了这篇文章之后，我抱着试一试的心理，按照文中介绍的方法如法炮制：金银花 30 克，青风藤 30 克，独活 20 克，防己 15 克，全蝎 10 克，秦艽 10 克，黄檗 10 克，制川乌 10 克，川牛膝 10 克，巴戟天 20 克，乌梢蛇 20 克，蜈蚣粉（冲服）3～4 克，水煎服，每日 1 剂。服药 5 日后，我身上关节疼痛渐渐减轻了；10 日后，关节疼痛基本消失。我继续服用以巩固治疗，直到痊愈为止，前后共计 20 日。

我对《民族医药报》佩服得五体投地！

桑根治高血压，效好价又廉

欧永存

最近，我在《民族医药报》上看到《桑根一味降血压》一文，我单位有三位高血压患者，都按报上的这个处方在家进行了试验。叶某，原血压在180毫米汞柱/110毫米汞柱，服药10天后，稳定在120毫米汞柱/80毫米汞柱；黄某，原血压在165毫米汞柱/105毫米汞柱，服药10天后，稳定在130毫米汞柱/85毫米汞柱；我本人原血压在160毫米汞柱/105毫米汞柱，服药10天后，稳定在135毫米汞柱/85毫米汞柱。（注：1毫米汞柱＝133.32帕，下同）

看来，桑根治疗高血压不但效果好，而且方便、经济。桑树根到处都有，尤其是山上的野桑树根，效果更好，把它挖回来，洗干净，每天用200克煮水，分早、中、晚3次饮用，无任何副作用。高血压患者不妨一试。

大蒜头包脚底，支气管炎断了根

杨甫强

今年年初，我在一位朋友家玩，闲谈中得知他近一岁的小女儿患了小儿支气管炎，不管怎样吃药打针就是断不了根，只要天气变化就犯病，让人十分烦恼。说者无心，听者有意，我掏出随身携带的从《民族医药报》上摘抄的偏方翻了起来，结果还真找到了一个用大蒜头包脚底心治小儿支气管炎的单方。当时，我将用量和使用方法告诉他，要他在女儿犯病时试一试。他听后将信将疑，心想：几个大蒜头能治支气管炎？

然而，过了几个月，他却跑上门来感谢我，说我给他的单方还真灵验，不仅他女儿的病治好了，之后的几个月都没有再犯，而且用同样的方法把邻居家孩子的支气管炎也给治好了，邻居十分感激他。他说："大家都觉得神啦！想不到花钱到医院都治不断根的病，用几个大蒜瓣一包就弄断了根。"他问我这小单方是从哪里弄来的，我说是从近几年订的《民族医药报》上摘抄下来的。他有点不信，临走时硬要借我的《民族医药报》去看。他来还我报纸时，一进门就说："真是相见恨晚啊！这份报纸是我们生活中的良师益友，不花钱的家庭医生，值得一订。只要我们人人手上有份《民族医药报》，一般小病就不用去医院了！"他还说这份报纸在生活中不仅实用价值高，而且还有较高的收藏价值，一定要订一份。

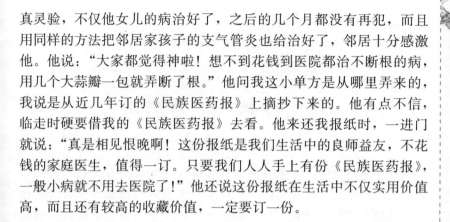

验方助儿治大病

廖亚屏

6月1日上午，11岁的儿子刚在学校过完"六·一"儿童节，中午回到家，就说胸口痛，全身无力，不想吃饭。妻子带儿子到医院看病，医生说是胃炎，开两天药吃就好了。过了一天，儿子还是愁眉苦脸的，我和妻子商量后带着儿子到另一家医院检查，结果患的是病毒性黄疸型肝炎，要立即住院治疗。办好住院手续后，输了液，吃了西药，但效果也不明显。我忙问医生："怎么没有开中药？"医生说："中药要到门诊的中医师那里开处方才能拿药。"我一问药价，一剂药要七八元。心想：请医生开处方，也不便宜，效果怎样心里也没底，该怎么办呢？

焦虑中，我想起了5月初从同事处借阅的《民族医药报》，我在报上抄下的药方中就有治疗病毒性黄疸型肝炎的药方，便急忙赶回家中找出。虎杖30克，田基黄30克，金钱草50克，水煎服，每日1剂，5～7天为1个疗程，连服2～3个疗程。1个疗程花去的中药费还不到10元钱。服药3个疗程后，儿子终于病愈了。

当我对妻子谈起报纸上的验方时，妻子说："既然《民族医药报》这样管用，明年我们就订一份吧。"我点点头，心想：订一份报纸就像请了一位家庭保健医生，还真划得来啊！

订一份报，少两种病

康冬梅

我已年过花甲，曾患有尿失禁和慢性支气管炎等疾病，苦不堪言。大约三年前，我在《民族医药报》上看到一篇题为《防治女性应激性尿失禁的"凯吉尔氏"锻炼法》的文章，便抱着试试看的心理，按该法每天做骨盆肌的收缩和放松运动（即同时做排尿后的止尿动作和排便后的缩肛动作）2～3次，每次做30～50下动作，从不间断。这样锻炼半年后初见成效，因而增强了信心，至今已经坚持达三年之久，此病基本痊愈。

慢性支气管炎已折磨了我四五年之久，冬、春两季稍一受凉就会急性发作，上气不接下气，平时早晚咳嗽多痰。1996年冬，我看到《民族医药报》刊登的《按摩足底能祛病》一文。该文介绍了清末名医叶天士医案目录中记载有"足底穴位通经络，以手摩擦发热，使血液循环，每日按摩可祛病强身"。按医案的要求，我坚持做了一年多，每晚睡前对两只脚底各按摩七八分钟，现在已明显见效，很少咳嗽咳痰，即使感冒了也不会引起支气管炎急性发作。我决心坚持下去，直到治愈为止。

感谢《民族医药报》让我找到治病的良方。

小方法帮我除顽疾

徐修本

多年来，我的腹部一直隐痛，总是轻度腹泻，曾去过几家著名

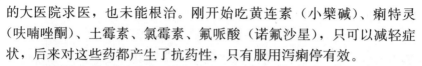

的大医院求医，也未能根治。刚开始吃黄连素（小檗碱）、痢特灵（呋喃唑酮）、土霉素、氯霉素、氟哌酸（诺氟沙星），只可以减轻症状，后来对这些药都产生了抗药性，只有服用泻痢停有效。

真是祸不单行，年岁大了，近年来又患了高血压性心脏病，服了泻痢停后血压升得更高。在我悲观失望之时，偶然看到《民族医药报》刊登的《非止泻药也能治疗腹泻》一文。该文介绍治疗高血压心脏病的心痛定（硝苯地平）对急性、慢性腹泻以及肠易激综合征所致的腹泻，均有良效。我喜出望外，马上到药店买了 1 瓶，按照《民族医药报》介绍的方法，取硝苯地平片 10 毫克，于舌下含服，每天 3 次。3 天后，腹部隐痛消失，大便次数减少，一个星期后大便正常了，而且血压也稳定在正常范围内。

真想不到还有这样的奇迹啊！服用了这种价格很便宜的小药片，竟然同时治好了两种难治的大病，幸好我订阅了《民族医药报》，它真是我的家庭良医，我万分感谢它。

哮喘验方救了四叔的命

王孝华

1997 年 12 月 27 日，星期六，我和妻子去看望岳父、岳母。到了岳父、岳母家刚坐下，内弟就对我俩说："四叔不行了，你们是否去见他最后一面？他的 3 个女儿、女婿都回来了，已经在家守候好几天了。"我听后一愣，四叔虽已 71 岁，但身体一直硬朗，是什么病要了他的命？于是，我便和妻子急匆匆地往四叔家跑，只见他躺在床上，双目无光，脸色像死人一般难看，我轻轻叫了一声"四叔"。他用半闭半睁的眼睛微微扫视了我一下，已经说不出话来了。我急问叔母："四叔得的是什么病，怎么这么严重？"叔母一边擦泪一边说："两个月前，他到大女儿家住了一段时间，受了凉，哮喘病又犯了，在那边的乡卫生院打了几天针，吃了一些药，有所好转就回来了。一天晚上村里演戏，他要去看，结果病情又加重了，现已

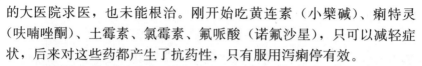

内科篇

21

躺在床上一个多月，10天没吃一点东西，恐怕是没有救了。"说完呜呜地痛哭起来。听完叔母的诉说，我摸摸四叔的身躯，四肢冰冷，奄奄一息。于是我在《民族医药报》上查找治疗哮喘病的处方，结果在1994年12月30日的报纸上看到《蝉蜕定喘汤治哮喘》一文。我欣喜若狂，按方抓了10剂药，赶到四叔家并吩咐立即煎药服用。服药的第二天，奇迹出现了，四叔能说话了，他流着眼泪慢慢地说："谢谢你，难得你一片孝心，昨天吃了你买的药感觉好些了，真是我命不该绝啊！"离开叔母家时，我反复叮嘱："为了彻底治愈四叔的病，你们千万不要省钱，一定要按我提供的处方给他吃完30剂药。"一个月后，四叔的病治愈了，他虽然已是古稀老人，但又可以像以前一样上山砍柴、挑担、放牛，轻活、重活都能适当干些，哮喘病至今未见复发。

人们年年订报刊，但订阅什么报刊值得深思熟虑，我订的《民族医药报》就很值，应急治病效果好，还救了四叔一条命。

附原方：

蝉蜕定喘汤治哮喘

新草

蝉蜕30克，地龙10克，僵蚕10克，射干10克，麻黄6克，甘草6克，细辛3克，川贝母9克。畏寒、咳白痰者加干姜5克，桂枝9克；有感染、咳黄痰者加金银花30克，黄芩10克。以上用量为成人量，6～12周岁用1/2的量，13～17周岁用2/3的量。每日1剂，水煎分2～3次服。

用方成良医

欧阳志

我家种了一株无花果，每年挂果约40千克，过去不了解其药用价值，也不知道其有什么用处。后来，我从《民族医药报》上看到无花果能治多种疾病，特别是痔疮。我患有痔疮十余年，何不拿来试一试呢？于是我按照报上处方的用法，每次用 10 个无花果和猪大肠煎汤服食。通过多次服食，我的痔疮治好了。附近三位村民服用此方，痔疮也治好了。同样，天堂镇天堂圩一位农民听他岳母说我用无花果治痔疮效果好，也赶来向我要无花果回去煎服，现在病也治好了。为此，我和村民都非常感谢《民族医药报》。

用药如用兵，对症病根除

岳仁和

我患脑血栓已有七年多时间了，中西医都看过，中西药天天吃，就是治不了我的病。后来，是《民族医药报》给了我生命的活力，给了我比黄金贵重百倍的财富。真是用药如用兵，用药需对症，对症病除根；吃药不对症，船装也无用。按照《民族医药报》上介绍的方法，我服药后，脚能轻松地离地了，行走也比较自如了。

有此病患者，请参看《巧用蚂蟥治中风》一文（原载于 1996 年 2 月 2 日《民族医药报》）。

我年年订阅《民族医药报》，全家老少乐陶陶。该报内容丰富，文章短小，实用有效。订阅该报，价钱不高，受益不少。为此，我非常感谢《民族医药报》的全体工作人员，他们工作认真负责，以治病救人为己任，编辑出版这样好的报纸，为广大群众治病，造福人类。报上刊登的方剂简单，服用方便，见效快，疗效好。

附原文：

巧用蚂蟥治中风

张秀学

蚂蟥学名叫水蛭，明代李时珍在《本草纲目》中记载，水蛭有通经、破瘀、消肿的功效。现代医学发现，水蛭含有一种抗血栓素，对治疗中风病（即脑血栓病）有良好效果。患脑血栓后遗症者，用水蛭粉 3 克，田七粉 2 克，温开水冲服，每日 3 次，连续服药 20 天，症状会得到明显改善。

山重水复疑无路，遇医药报喜逢春

苏焕基

我现年 62 岁，是个民间医生，也是个身患癌症的幸存者。1995 年秋，正是我大展宏图的时候，却因致命的肝癌住进了医院。

住院前，我去照了三张相片："合家照"，留下天伦之乐的温馨；"夫妻照"，珍存着甜蜜的爱情；"标准像"，准备在追悼会上使用。在住院期间，医生都说肝癌是癌王，是不治之症，提出开刀、电疗、化疗。我很害怕，因为我曾在医院见到许多病友经过电疗、化疗后，头顶光秃秃的，所以要求出院，回家用中草药治疗。

正在山重水复疑无路之时，医院的韦院长到我家来看望我。他一到我家，便拿出一张《民族医药报》给我看，里面有许多防病治病知识。后来我自己也订了一份。我在 1995 年 7 月 7 日的《民族医药报》第三版《毒药妙药断肠草》一文中得到启示，学会了用断肠草来治癌症。文章中指出断肠草有大毒，但含有很多的抗癌成分，主要是经过还原作用和化学作用治病，但做法没讲。我访问了民间十多位有使用断肠草经验的医师，他们对还原作用、化学作用及用量问题说法不一。有的医生说断肠草有大毒，初次使用只能用一张叶子的四分之一，看情况以后逐步加量。有一个医生还讲了一个故事：某女是本县加方乡人，因肝癌疼痛难受，不愿活在人间，找来 250 克断肠草，买了 250 克猪肉一起炖了四个钟头，再放几两米煮成了干饭，心想吃了一餐饱饭死去也心甘。吃后觉得天旋地转，不省人事，睡了几个钟头，醒来后不但没死，反而觉得舒服了。于是我也壮着胆子试试。不久，我又在 1996 年 2 月 2 日的《民族医药报》上看到《攻邪排毒治肝癌初探》一文，使我学会了攻邪排毒治愈肝癌疗法。处方：取断肠草一张叶子的一半，先煎 2 小时，再和其他

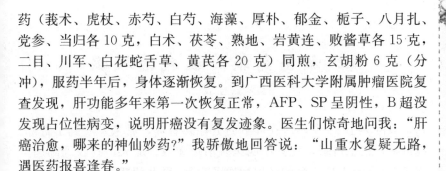

药（莪术、虎杖、赤芍、白芍、海藻、厚朴、郁金、栀子、八月扎、党参、当归各 10 克，白术、茯苓、熟地、岩黄连、败酱草各 15 克，二目、川军、白花蛇舌草、黄芪各 20 克）同煎，玄胡粉 6 克（分冲），服药半年后，身体逐渐恢复。到广西医科大学附属肿瘤医院复查发现，肝功能多年来第一次恢复正常，AFP、SP 呈阴性，B 超没发现占位性病变，说明肝癌没有复发迹象。医生们惊奇地问我："肝癌治愈，哪来的神仙妙药？"我骄傲地回答说："山重水复疑无路，遇医药报喜逢春。"

（编者注：断肠草有大毒，需在专业医师的指导下使用。）

中药治疗低血压，临床症状均消失

何孟熹

我是一家企业保健站的一名医生，从事基层医疗保健工作。单位里有 3 位原发性低血压中年女性患者，她们的血压常年维持在 75 毫米汞柱/45 毫米汞柱上下，其临床症状表现为头晕、乏力、失眠、思想不能集中，有时还出现晕厥，营养状况也不好。其一属消化吸收不良型，其二属食素型，其三属纯营养不良型。多年来，用中医、西医疗法治疗，但疗效都不理想。每到夏日来临，她们的血压就降得更低，每每遇此我都无法应对。

最近，我看到《民族医药报》上刊登的《中药治疗低血压》一文，即按原方"甘草 20 克，茯苓 15 克，五味子 15 克。每日 1 剂，每人 3 剂"的方法给她们进行治疗。3 日后，3 人的血压都达到了 90 毫米汞柱/60 毫米汞柱以上。在病人的要求下，给每人按原方又连服了 5 剂，其临床症状竟奇迹般地消失了，此后一个多月来再未出现过低血压症状。

3 位病人都非常激动，追问我以前为什么不用此方为她们治疗？我只好解释说，此方是我最近从《民族医药报》上看到的。她们争相传阅该报，认为该报验方简便实用，是健康的参谋、治病的指南，也是良师益友。

《民族医药报》教我治风湿

曾广雄

我的妻子51岁，1997年3月开始腰骨痛，后来发展到了臀部、腿部痛，夜不得眠，经县中西医院治疗无效。那天，我收到邮递员送来1997年4月4日的《民族医药报》，报上刊登了"识治多发性风湿性肌痛症"的验方。我按验方给妻子服了1剂，病情基本好转，次日再服1剂，病就痊愈了，至今无复发。之后我把这个处方给10多位患者用过，他们用药不到4剂病就痊愈了。常有人问我："你怎么懂得治风湿病的？"我说："这都是《民族医药报》上刊登的验方呀！"

其处方为：桂枝10克，白术10克，制附子10克，川牛膝10克，威灵仙10克，秦艽10克，桑枝10克，茯苓20克，薏苡仁20克，广木香6克，红花6克，风重者加防风10克，湿重者加防己10克，寒重者加羌活6克，气血虚者加黄芪30克、当归15克、党参15克、制首乌15克。

蒙医良方治好我的支气管炎

段 方

我从小就身体瘦弱多病，已过不惑之年的我还被同事戏称为"药罐子"，先后患有支气管炎、肠炎、冠心病等多种疾病，特别是支气管炎使我一直不得安宁。

偶然的机会，我看到了《民族医药报》刊登的"治急慢性支气管炎的蒙医良方"："五味子30克，广木香25克，白葡萄干20克，甘草15克，栀子10克，共研细末加白糖20克，成人每次1.5～3

克，开水送下，每日 3 次。"我便抱着试一试的心态，照方买药服用，没想到竟治好了我的支气管炎。

"三虫散"治脑血栓见效快

农崇峰

有一年清明节，我到云南省富宁县皈朝镇旧寨村的一个亲戚家，准备第二天上山扫墓。刚坐下不久，亲戚就告诉我，前几天早晨 70 多岁的爷爷起不了床，自觉右侧肢体无力，翻身困难，吐字不清，流涎不止，口眼㖞斜，神志不清，卧床不起。我是民间医生，立即给他检查，结果发现：其右侧肢体活动受限，口眼㖞斜，流涎，脉象细缓，舌红苔腻，诊为脑血栓形成。我立即用《民族医药报》上介绍的"三虫散"（水蛭 100 克，蜈蚣 100 克，干地龙 100 克，共研末）治疗，每日 3 次，每次 5 克，以当归补血汤（黄芪 30 克，当归 5 克）每日 1 剂，煎水送服。

幸亏病情发现得早，服药后，见效很快。没过多久，爷爷就能去县城赶圩了，且步履稳健，肢体灵活。

一则食疗方治愈痔疮

丁乡

我已年过六旬，从中年起便患上了痔疮，平时走路迈小走，不敢坐板凳，大便常流血，疼痛难忍，历经 20 余载，吃药、打针、手术，钱没少花，罪没少遭，就是不去根。在痛苦煎熬的日子里，无意中我看到《民族医药报》上的一则验方"痔疮食疗一法"，如获至宝，当即按方炮制：将半只牛肺洗净切块，不放任何调料，煮熟存放。服用时每次取熟牛肺 150～200 克，白糖 30 克，以牛肺蘸白糖

27

吃，每日早、晚饭前各食 1 次，忌食盐、酱油、辛辣食物。两剂药吃完后，也真神，痔痛减轻了一半，可以迈大步走路了；第三剂吃下去，肿胀的痔核消下去一大半，能坐板凳了；第四剂吃完，痔核全消散，疼痛一扫而光。为了巩固疗效，彻底断根，我又连吃 4 剂，总共 8 天光景，吃了 8 剂药，当时只花费 9 元 3 角，就彻底治好了我 20 多年的痔疮顽症。

如今，我不但走路轻松，而且跑步也没问题。一些老同志见我精神焕发，全然没有患痔疮时痛苦的样子，像换了一个人似的，都觉得很奇怪，连问吃了什么灵丹妙药？我笑着告诉他们："是《民族医药报》治好了我的痔疮，为我解除了病痛，我找到了一个家庭保健好医生。"

我用方治好老年前列腺增生

李光化

我是个退休教师，女儿从医学院校毕业后开有一间门诊。为了摆脱退休后的失落感，我常去女儿的诊所里帮忙。一来二去，我便懂得了一些医药知识。

1999 年 9 月，一位邻村的老人，在我家附近的一家医院打吊针。三四天过去了，我看他还是满脸病容，似乎很痛苦。我认识老人的儿子，便问他父亲生什么病。他说："我父亲是前列腺增生尿路闭塞，打吊针 3 天了，毫无效果，准备去县医院动手术。"于是我向他建议："老人体质差，做手术很辛苦，而且价钱也很贵，如果改用中草药治疗效果应该不错，你是否相信？""那当然好。"老人的儿子知道我爱好医学，也订有《民族医药报》，便当即叫我为他父亲找药方。

我给他推荐了发表在报纸上的"老年急性尿潴留救治一法"的药方：萆薢、败酱草、石韦、桃仁、王不留行、漏芦、萹蓄、麝角霜各 12 克，瞿麦、黄柏、槐花、甘草、肉苁蓉各 6 克，制乳香、制没药、砂仁各 3 克，路路通 8 枚，水煎服。待小便通畅后去路路通，加山茱萸、巴戟天各 12 克。

两个月后的一天，老人全家来到我家。他们是特地来向我道谢的，说全靠我治好了老人家的病，为了防止复发，叫我再推荐一剂药。我便根据原方进行加减，在原方上减去路路通，加山茱萸、巴戟天各 12 克，叫老人家续服调理。

近两年了，老人依然健在，前列腺增生未见复发。

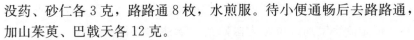

单方治愈 40 年的慢性支气管炎

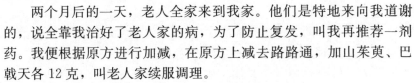

吴荣善

1997 年，我 65 岁，40 年前就患上了支气管炎，经常咳嗽不停，严重时，一夜咳到天亮，有时还咳出血来，身体一天天消瘦下去。去医院看病，经过打针吃药，病情也减轻点，但不巩固，一遇到风寒感冒，老病又复发。如此反反复复拖了几十年，十分痛苦。

春节的一天，我走访到一位老友家，发现他的桌子上放有一叠《民族医药报》，我欣然地看了起来，看见一则"治剧咳民间方"：杏仁 100 克，猪油 50 克，冰糖 100 克。将杏仁浸泡去皮捣细，在铁锅内加猪油炒成黄色，再加入冰糖，拌匀即起锅。每日 3 次，每次服指头大一颗，服完即好。

我如获至宝，回家后，马上行动，照方服用，我的病竟奇迹般地好了。药方的成本不到 8 元钱，就治好了我的老年慢性支气管炎，解除了我 40 年来的痛苦。

中西结合治疗尿毒症效果好

侯祥祯

笔者是一名从事中医工作 30 多年的中医师，运用古方、秘方治疗多种疑难杂症均取得了奇效，撰写的论文多次获国家级优秀论文奖，但是今年接到一位经大医院治疗未愈的尿毒症患者，却束手无策。

于是只好求助于《民族医药报》，翻阅看到《运用中西结合治疗尿毒症》文章时如获至宝，马上让患者提供化验单，经查看后，认为该验方有治疗价值，于是用文中介绍的治疗方法给予治疗。经过20 天的治疗，医院尿液化验单、血液化验单显示患者病情有明显好转。于是病人家属送来一面锦旗，以表感谢。

附原方：

中药：附子 12 克，姜半夏 10 克，茯苓 15 克，黄芪 50 克，苍术 12 克，车前子 15 克，泽泻 15 克，降香 10 克，代赭石 20 克，竹茹 12 克，干姜 10 克，甘草 6 克。水煎服，连服 7 剂后随症加减。

西药：青霉素 800 万单位、甲硝唑 100 克静脉滴注。

三味中草药治愈妻子的胆囊炎

李远龙

我妻子患有胆囊炎多年，虽多次在省内外各大医院治疗，但均不起多大作用。为了给妻子治病，从 2000 年开始，我订阅了《民族医药报》。没想到就在这一年的报纸上刊登了"三味中草药治愈胆囊炎"的验方：虎杖、车前草、十大功劳各 15 克，水煎服，每日 1剂，分 3 次服，连服 3 日。我按方买齐 3 味药，给妻子煎服，连服 3日后，妻子感觉胆囊不像以前那么疼了。为了巩固疗效，我又按此方让妻子服了 1 次。此后，妻子的病再未见复发过。

它才是真正的良医

谢毓盛

我是医院的一名普通职工，对《民族医药报》情有独钟。

去年，本院一名清洁工和我闲聊，说他近几天来头晕乏力、嗜睡、做工没劲，到医院检查发现血压偏低，为 88 毫米汞柱/57 毫米汞柱。我照《民族医药报》刊登的《中药治疗低血压效果好》一文的处方抄给他（甘草 20 克，茯苓 15 克，五味子 15 克。水煎服，每日 1 剂）。服 1 剂后，他感觉头晕明显减轻，浑身舒服许多。连续服用 2 剂后，他再去医院检查血压，结果血压升到了 110 毫米汞柱/70 毫米汞柱。一直到现在，他的血压仍保持正常。当我问他治病花了多少钱时，他说每剂 8 角钱，3 剂一共才 2.4 元。他还连连称赞我医术高明，真有两下子。我说："我是从《民族医药报》上照搬过来的，它才是真正的良医。"

消臌冲剂使三叔的肝硬化腹水消失了

张 强

三叔得了肝硬化腹水症，先后在多家医院求治，经西药利尿、抽水、输蛋白治疗均无效。一天，我带三叔到当地一家个体诊所看病，偶然看到一张 2001 年 8 月 10 日的《民族医药报》。我顺手翻了一下报纸，突然看见第 3 版登有《消臌冲剂治疗肝硬化腹水 59 例》一文，我如获至宝，但原药方需加工成散剂服用，比较麻烦，一下子又找不到献方人的联系地址，我只好拿此报去同当地的医生商量。后按原方药物不动，将散剂分量按比例改为水煎剂量，每日 1 剂，煎 2 次，早、晚各服 1 次。连续服用 10 多天后，三叔的腹水竟奇迹般地消了许多，再坚持用完 3 个月后，到医院 B 超检查，发现肝硬化腹水已消失。全家人都笑开了颜。三叔病愈后立即到邮局订了 2002 年全年的《民族医药报》。

附原方：

消膨冲剂组方：灵芝 80 克，黄花参 80 克，白术 80 克，茯苓 80 克，黄芪 80 克，当归 50 克，白芍 50 克，鳖甲 100 克，穿山甲 60 克，三棱 50 克，莪术 50 克，土鳖虫 60 克，三七 30 克，枳壳 50 克，桃仁 50 克，大黄 30 克，丹参 80 克，五指牛奶 80 克，白花丹 60 克，泽泻 60 克。

制法：先取白花丹、泽泻、灵芝、五指牛奶、黄花参加水煎煮 2 次去渣、烤干，再与其他中药一起粉碎，过 100 目筛，紫外线灭菌，每袋冲剂 8 克，每次服 1 袋，每日服 3 次，一般于餐后用开水冲服。30 天为 1 疗程，一般需服 2～6 个疗程。治疗期间要卧床休息，节制饮水，宜低盐、高维生素饮食，戒烟戒酒，禁食海味、生冷、油腻、辛辣等刺激性食物，以及油炸、粗糙、坚硬类食物。

服用三七，心绞痛未见复发

张金海

我患有冠心病和心绞痛，时重时轻，心绞痛严重时一天可以发生 4～5 次。过去我常用的药是硝酸甘油，服药后病情一般都能缓解。2001 年 12 月 14 日的《民族医药报》上有一篇文章引起我的注意，那就是《三七的民族医炮制与应用》。文中介绍治心绞痛的方：三七粉 0.45～1 克，每日服 3 次，重症者加倍，连服半月。我以极大的兴趣查阅有关资料，在了解三七的药性后，决定试服。我服用三七粉半个月后，心绞痛发生次数的确少了；1 个月后，心绞痛就没有再发生过。为了巩固疗效，我又连服了 1 个多月，没有任何不良反应。更为惊喜的是，我去医院进行一年一度的血糖、血脂检查，结果发现我的血脂值已达到正常标准。经过短短的 2 个月，心绞痛、血脂高就治好了，叫我怎能不高兴？《民族医药报》是我的好老师。

按方服药，减轻中风困扰

韦玉清

我是《民族医药报》的忠实读者，收集了许多报纸上的验方。2006 年 3 月，得知表弟媳因为中风，半年都下不了床，便上门看望，顺便介绍一条方子给她使用。按方买药只服了 5 剂，她就能下床，生活可以自理了。这是《民族医药报》的功劳。

现特将此方公之于众：木瓜、麻黄、川牛膝（怀牛膝无效）各 12 克，用纱布包好，放入已去内脏的鸡肚内（男性用大母鸡，女性用大公鸡），放入砂锅中，加水没过鸡身，煎煮熟透，去药渣，吃肉喝汤。最后把鸡骨头炒黄，研成细末，用白酒冲服，令出汗。吃后有效时，多吃几只，至治好为止。此方无毒副作用，但服时忌食生冷、辣椒、酸性等食物。

两味药治好母亲的胆囊炎

孙志康

我母亲曾患胆囊炎，她看到《民族医药报》登有"治胆囊炎方"，便按照此方进行治疗，经过一段时间治疗后，已完全康复，并且没有复发过。此处方十分简单，就两味药，而且不用忌口，油腻的食品也可以食用，但不可过量，患者服药一定要有耐心。

处方：蒲公英（干品）30 克，移山参或白晒参 1 克（用白晒参为原则）。

服用方法：蒲公英 30 克泡茶频饮，每天饮用量视个人的情况而定。移山参或白晒参 1 克磨成粉，每日 1 次，温水送服。建议晚上服用，约 20 日即可见好转。

小验方改善老伴的糖尿病

张文斌

我 73 岁的老伴患有糖尿病十多年了，历经众医治疗，血糖值一直居高不下。我查找《民族医药报》上刊登相关治疗糖尿病的验方，并抱着试试看的心态，按验方上的配方用药，结果取得令人满意的效果。空腹血糖值从 16.8 mmol/L 降至 8 mmol/L，没想到小小的验方却能给我老伴带来了健康。

附原方：

人参、枸杞各 6 克，生龙齿、生牡蛎各 9 克，黄芪、山药、浮小麦各 15 克。取 3 剂，水煎服，每日 1 剂。

验方价廉效好，治愈妻子胆石症

黄金朋

我妻子患有胆石症，并诱发胆囊炎。她整天感觉腹部疼痛，于是住院吃药、打针，共花费了 3000 多元，但只能缓解病情，不能治愈。出院之后，她仍感觉腹痛。无奈，我将早年购买的 8 本《民族医药报验方汇编》找出来，戴上老花眼镜，一本一本地查找治疗胆囊炎的验方。结果，在 2000～2001 年的《民族医药报验方汇编》第 155 页上找到了"三味中草药治愈胆囊炎"的验方，其处方为：虎杖、车前草、十大功劳各 15 克，水煎服，每日 1 剂，分 3 次服，连服 3 日。我按方给妻子进行治疗。3 天之后，妻子的病症果然消失了，她不再感觉腹部疼痛了，全家老少皆大欢喜。

这三味药不贵，却治好了花 3000 多元都治不好的病，这使我深深体会到，《民族医药报验方汇编》确实有用，很有珍藏的价值。

验方效果好，我与朋友都受益

秦大树

我以前身体不好，患病多，特别是患有肺气肿加慢性支气管炎、前列腺肥大，花钱治了多年都不好。2007 年，我从《民族医药报》上刊登的《肾虚的种种表现》一文中，找到自己肺气肿的病因——肺肾阴虚，因此用该文中的处方连服了 4 剂，现在病已基本痊愈。我把这个方子提供给这类病患者使用，效果都很好，我和身边的朋友们都受益不少。

处方：金银花 25 克，生地 25 克，山药 25 克，茯苓 25 克，野菊花 10 克，麦冬 10 克，五味子 10 克，山萸肉 10 克，丹皮 10 克，泽泻 10 克。水煎服。

穴位疗法治老胃病

张志远

我年近八旬，是一位有三十多年病史的老胃病患者，腹胀、腹痛反复发作，疼痛不堪，用过很多治胃病的药，花了很多钱，效果都不理想。

一天，我看到《民族医药报》上刊登的《点按关门穴治老胃病》一文，于是就照此文中的方法进行了按摩，仅 1 个多月，就有了明显的效果。我坚持每天按摩，到现在上述症状基本消失了。有胃病的老年朋友不妨一试。

方法：找到上腹部脐上 3 寸，前正中线旁开 2 寸的穴位，用食指按压穴位，每次 3～5 分钟，然后用中指指腹按压"关门穴"1～3 分钟，每天早、中、晚各 1 次。

心绞痛用药新知解除冠心病困扰

姜洪滨

这几年我受冠心病困扰，去过各大医院治疗，也找老中医治疗过，就是疗效甚微。从 2006 年患此病后，几乎年年花钱，少则一天犯病 2 次，多则一天犯病 4 次。庆幸的是，我在《民族医药报》上看到了《心绞痛用药新知》这篇文章，运用文章里的方法治疗，才真正见了实效。其方为：消心痛（硝酸异山梨醇酯）、长效硝酸甘油（戊四硝酯）同时服用，口腔贴膜剂并用，双管齐下，用了不到 20 天，病情减轻了大半，由每天发作 3 次到 3 天发作 1 次。我又坚持服用了 20 天，至今也没有复发。如今，我还要坚持巩固下去，并把此方法传授给患冠心病的亲朋好友。

桑叶菊花枕助我降血糖

阴凤霞

我是一位农民，身体比较结实，有一年刚过完立秋就和村里人一起去剥扇贝，刚剥 10 天就开始发高烧，天天打针服药也不见效。后来到医院治疗，被确诊为糖尿病。由于血糖高，我住了 10 天院，花去 6000 元，但还没彻底好，我苦恼极了。

从医院回家后我非常痛苦，我公爹张老师看到我这个样子就把《民族医药报》上关于治糖尿病的验方"桑叶菊花枕"介绍给我：桑叶 50 克，菊花 50 克，薄荷 3 克，晒干研碎，加极细冰片 2 克，拌匀，用厚布包裹装入枕内，两个月换 1 次，能控制情绪，调节血糖和血压。刚开始，我抱着试试看的想法，第二天就用上了。两个月后，我到医院复查，结果出来后让我又惊又喜，血糖正常了。

我高兴万分，谨以一首小诗寄托对《民族医药报》的感谢：

民族医药报，神法篇连篇；

口碑胜金银，竿头再著鞭。

茅莓治月经淋漓不断

王崇仪

去年，我有个朋友常和我说，她媳妇月经淋漓不断，在一家医院已治疗大半年了，每月都要花去五六百元的医药费，中药天天熬、日日喝，就是不见好转。看到媳妇面色不好，体质差，全家人都为之苦恼，但又无计可施。

说来也巧，我在为自己找治肩背痛验方时，发现茅莓治妇女崩漏的单方。我又认真地查看了茅莓的性味，其有活血、消肿、清热解毒、祛风除湿止血的功能，就建议她媳妇试用。

方法很简单，就是每天用 60 克茅莓和 120 克瘦猪肉一起炖，吃肉喝汤。她媳妇连吃 20 多天就病愈了。

现在她媳妇已经用药半年多了，面色红润精神好。娘家父母看到女儿身体好了，常说："真没想到，这小小的单方也能治大病。"

外科篇

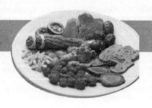

壮医药线点灸治好乳腺小叶增生症

梁方生

我妹妹今年 43 岁，患乳腺小叶增生症，两乳房乳腺成肿块逐日增大并疼痛，病情严重。经某卫生员注射西药治疗无效，又经某医院检查认定无法治疗此病。这时，我便抱着试一试的心态，用壮医药线点灸疗法在妹妹身上取穴试验。经点灸膻中、乳海、下关元等穴位 3 天后，乳房疼痛减少，肿块也缩小了一些。继续点灸到第 10 天，乳房疼痛消失，肿块缩小到三分之二（此间配合灯芯草治疗）。再隔日点灸 20 天，肿块消失而病愈。

五白膏令"港姐"重现西施容貌

韦兆愿

看到过一篇报道，说"香港小姐"杨青按《民族医药报》介绍的一种简便而效果好的民间疗法治愈了 10 年的黄褐斑，在港人中传为奇迹。

未到而立之年的杨小姐是香港九龙尖沙咀一家电子集团公司副经理。10 年前，她发现自己面颊有两点黄褐斑，一开始不介意，两年后斑点频增，严重影响美容。曾求治于香港的名医院和除斑的美容师，均未能根治。1991 年春节过后，她到广西桂平县（今桂平市）西山旅游，偶然在亲友家看到《民族医药报》（总第 87 期）载有小验方"五白膏治疗黄褐斑"，即抄下备用。回港后她如法试疗，经过一个疗程，果然斑痕尽消。迄今已 4 个多月，不但未见复发，而且面部更显白嫩光滑。此后，遇到有同类患者，她也介绍该法治疗，其效亦显著。"香港小姐"兴奋不已，她说："《民族医药报》好嘢，介绍的小验方真灵！"

五白膏能治好"港姐们"的病，也能治好"南宁妹"的病

陆芝宁

我是《民族医药报》的忠实读者，自从订阅了该报以后，从中受益匪浅，在药费开支上也省了许多钱。参照报上的小验方去买药治病，既经济实惠又方便可靠，且见效快。

仙人掌一方，成为我们家庭中的"万金油"，凡皮肤不适，一用就灵。我患咽喉炎10年，过去吃药打针疗效不佳，常复发，仅吃了5次仙人掌，近两个月未复发。再就是用仙人掌治痱子，只擦2次痱子即可全消退。

在诸如此类的报纸中，《民族医药报》是最得我喜爱的。由于我们学校里只有我订阅，收发员劝我不订算了，可我看上了"瘾"，无法"戒"掉。

近日得知，《民族医药报》刊登的五白膏小验方治好"港姐们"的黄褐斑。我脸上也长有一些黄褐斑，相信这则小验方能治好"港姐们"的病，同样也能治好我们"南宁妹"的病。

使用五白膏后，黄褐斑消退了

陆芝宁

半年前，我因患忧郁症，疲劳过度，脸上长出黄褐斑。在众多遍及每个角落的美容广告中，我都没愿意去试用一个（此类骗局太多了），单单信服《民族医药报》上的小验方，因为它们毕竟是在民间广泛流传、运用、验证过的验方。我连续50天用五白膏治疗，用药期间没附加其余的药物及化妆品类。如今满脸的黄褐斑已消退。

镜子前，望着白净的脸面，我心中总念叨：幸亏有了《民族医药报》！感谢献此药方的好心人！

附原文：

五白膏治疗黄褐斑

吴自强

面颊黄褐斑多见于青年男女及生育后妇女，影响美容。下面给患者介绍一种简便而效果好的民间疗法。取白及、白附子、白芷各6克，白蔹、白丁香（鸽粪）各4.5克，密陀僧3克，共研极细末，每次用少许搅入鸡蛋清或白蜜1勺调成稀膏，睡前先用温水浴面，后将此膏涂于患处，晨起后洗净，一般一月内斑痕可退净。

猪眼疗疾效确切

韦启章

《民族医药报》1991年9月15日第2版刊载了《巧用猪眼治臁疮》一文，经本人实践证明，该法具有简、便、验、廉的特点。

今年58岁的黄某，在1991年春节期间搬木柴时不慎碰伤左脚足踝部皮肤，伤处有轻微出血，当时只做一般小伤处理并照常上班，但后来创口发炎流脓，疼痛剧烈。1991年4～9月，经多方治疗（包括到自治区一级的医院检查治疗），病情反反复复始终未能痊愈。我抱着试试看的心态，将"巧用猪眼治臁疮"的方法介绍给其使用。具体是：用双氧水清洗久溃不愈的创口，然后用猪眼水涂上，干了再放，伤口疼痛难忍时，可服些止痛药（为防猪眼变质，可置电冰箱内保存）。在用药期间，患者坚持上班，一个多月，溃疡面痊愈。

附原文：

巧用猪眼治臁疮

韦礼贵

臁疮俗称"老烂脚"，是一种好生于小腿胫骨下端软组织的慢性溃疡性疾病。因其病变的部位发生在古代穿着的裙边，即裤口附近，故又称"裙边疮""裤口毒"。本疾以农民患者居多，常因局部皮肤破损、虫咬和湿疹等而诱发。其疮口溃烂后经久难以收口，治疗颇为棘手。笔者年幼时曾不幸患此病，经常法治疗，历年余而不愈。后偶得一民间老草医指点，用猪眼治之，一试即效，故记忆颇深。某日，笔者在门诊遇一姓农患者，农民，患该疾已8个月有余，曾屡用青链霉素、复方新诺明等药治疗，效果不明显。吾先用双氧水将其疮口里面的脓水清洗干净，并用消毒棉签轻轻擦拭至患处稍有渗血后，取新鲜猪眼睛1只（勿用水洗），用消毒刀具将其割开，取眼睛里无色、透明的胶黏状液体，涂于疮口上，后嘱患者每日涂药1～2次，不需用敷料敷盖。连涂3个月后，疮口即渐渐开始结痂，继续用药未及1个月而痊愈。治疗期间要注意局部清洁并禁食芋头、黄豆制品。

大蒜可治蜈蚣咬伤

李淑民

1993年8月27日的《民族医药报》第2版刊登了《大蒜外擦治蜈蚣咬伤》一文，经试用文中的验方，效果不错。

今年9月2日，我校有一名学生，在大扫除时手指被蜈蚣咬伤。当时，我很着急，忽然想起《民族医药报》曾介绍利用大蒜可治蜈蚣咬伤，于是马上将独头蒜一枚，剥去蒜皮上层，将独头蒜截面反复擦之，很快就治好了。

附原文：

大蒜外擦治蜈蚣咬伤

林　中

蜈蚣咬人致伤，临床较为常见，尤以儿童伤者居多。咬伤处剧痛，随之红肿。一般多在四肢，上肢尤为多见。大蒜有良好的解毒、止痛作用，外用治蜈蚣咬伤，药力可直达病所，奏效颇捷。用法：取独头蒜一枚（新鲜独头蒜尤佳），剥去蒜衣，切去蒜一层，即将独头蒜截面对咬伤处及周围2～3厘米处反复擦之。每小时擦1次，每次10～15分钟，直至痛止肿消为止。一般外擦3次，最多10次。

"康肤汤"治小儿皮肤病疗效好

吴洪森

我自1990年订阅《民族医药报》以来，对其所登载的各种单验方，都加以分类摘录，经临床验证，疗效理想。如1992年3月6日第3版关于"康肤汤"治疗小儿荨麻疹、疱疹、皮肤瘙痒等证的验方，确有良效。我孙儿患急性疱疹，全身起小红疱疹，服用"康肤汤"后，晨服晚消。孙女患瘙痒症服剩余的药汤，第二天也痊愈了。后用此方治多例小儿湿疹，均服一两剂而愈。

附原文：

自拟"康肤汤"治小儿皮肤病

刘建昌

多年来笔者应用自拟"康肤汤"治小儿皮肤病多例，疗效颇佳。

适应证：①荨麻疹；②疱疹；③皮肤瘙痒症。

药物及用法：蝉蜕5克，白蒺藜5克，僵蚕10克，赤小豆30克，绿豆30克，黑豆30克，麻黄3克，杏仁3克，薏苡仁30克，甘草3克。每日1剂，水煎分多次服完。忌辛辣。若伴发烧加板蓝根15克，羌活3克；若伴火盛纳呆加金银花15克，炒麦芽15克，炒神曲 15 克。连服 2～3 天即有效。

运动疗法治愈肩周炎

袁明术

我左肩膀酸痛已一年多，经医院照 X 光片检查诊断为肩周炎。今年 2 月 16 日，我在《民族医药报》上看到广西柳城县覃秀熙同志写的《〈民族医药报〉是人们的救命报》一文后，得知该同志的肩周炎是按照报上刊登的林三寿写的《巧治肩周炎》一文中"以头压手掌心"的治疗方法治好的。于是，我按照此方法慢慢进行治疗，其疗效果然不错。

与此同时，我又翻阅了《民族医药报》1993 年 4 月 2 日刊登的广西刘承贤先生介绍的《甩手运动治愈肩周炎》一文，并结合上面介绍的方法进行锻炼。这两种方法是：在每晚睡觉后和次日起床前，以平仰睡的姿势，把患手掌放在头的后脑部，以头压手掌心的方法，坚持 20 分钟。初做时由于患手不灵活太疼，很难坚持 20 分钟，可慢慢地逐步进行。甩手疗法则是在每天早上起床后和在晚上睡觉前进行，每次十几分钟。经过 3 个多月的苦练，也未吃过什么药，就慢慢地好了。感谢《民族医药报》给我传送良方，解除了我的痛苦，希望《民族医药报》越办越好。

治疮不花一分钱，只用了三味草药

佚 名

去年 7 月，我的背上突然长了一个小疮，有蚕豆大小，周围红肿坚硬，中心有一白色突起点，又痒又痛。我到老乡（退休医师）开的个体诊所求治，他一看，惊恐地说："哎哟！你倒霉啦！痛苦灾难来临啰！你怎么长了个背心疮（生疮部位正对着心窝）？去年某局一位同志也像你这样生了背心疮，足足治疗了三个月才好。"我听他这样说也吓了一跳，忙问怎么办？他说："要用大剂量的青霉素，你有公费医疗，赶快去县医院住院治疗吧！我这里不便为你医治。"

我回家后并没有马上去医院住院治疗，而是找出平时我从《民族医药报》剪贴成集的便方、秘方集，仔细翻阅，终于得知路边菊（野菊花）、雷公根（破大碗）、犁头草（羊头单）有消炎止痛、消肿杀菌、活血化瘀的作用。我立即到田边、坡地采回这三味草药，混合捣碎，当晚用纱布敷上。第二天早上，揭开纱布，只见小疮已破口，药上有少许白色脓浆，周围红肿变软缩小了。于是又敷第二剂药，第三天小疮就收口了，不再痒痛。我非常高兴，再敷上一剂药，第四天基本治愈，不再敷药。第六天创口痊愈，皮肤平整无疤痕。没想到被医生说得这么严重的病，我竟不花一分钱，只用了三味草药，几天就治愈了。这全靠我订阅了《民族医药报》，它就是我的家庭医生啊！

小报也能治大病

高献中

在医院住院部工作近 20 年的我，订阅《民族医药报》已整整 5 年了。这份报纸上刊登的验方、专家论坛和各民族的医药知识，都深深地吸引着我，我也常把自己整理的小东西投寄给报社。由于该报内容丰富，知识面广，订费偏低，我向周围的同事和好友一一推荐，大家都乐意接受。最近两年，我连续被评选为该报的优秀通讯员。每当报社优秀通讯员的奖金邮来，我便马上又订阅一份（自己掏腰包已订阅）送给爱好中医的残疾人叶小军。我常常把这张报上刊登的医药精华运用到临床诊治工作中去，这可帮了我许多大忙。今年 8 月，我调入新疆首府——乌鲁木齐市兵团四建医院，当时有个曾被多家大医院判了死刑的慢性骨髓炎患者，已是危在旦夕了。

我找出 1996 年 6 月 7 日的《民族医药报》，上面刊登有《慢性骨髓炎兼病理性骨折治疗浅谈》一文。经院医务科同意批准，我按照这篇文章介绍的方子灵活加减，给病人施治。没想到，1 个月后患者病情大减，能下床行走了，而且体温、局部溃疡都已恢复正常。2 个月后，患者痊愈出院了。这一事实告诉我：小报也能治大病。

验方治病有神效

任阶廷

我是土家族人，在医院工作 23 年，爱看《民族医药报》。我体会到：用这份报纸上刊登的验方治病真有神效。

我原来爱用草药治疗骨髓炎，但疗效慢。1996 年 6 月 7 日，《民族医药报》刊登了《慢性骨髓炎兼病理性骨折治疗浅谈》一文。这下可帮了我个大忙，因为正好施秉县马号乡一个 47 岁的男同志患慢性骨髓炎到我处治疗。他患病 5 年多，右下肢下段胫腓骨骨髓炎并溃疡，从溃疡处可看到胫腓骨外露，到某医院输液、吃药、打针，用去 4000 多元，无明显好转。我用这篇文章介绍的方子灵活加减并用草药，没想到才一个多月，病人就痊愈回家种田去了。医药费才用去 300 多元，大大减轻了病人的经济负担。这一事实告诉我，订《民族医药报》，花钱少治大病。我代表病人和自己谨向《民族医药报》致以衷心的感谢，祝《民族医药报》越办越红火！

附原文：

慢性骨髓炎兼病理性骨折治疗浅谈

庞国森

一、慢性骨髓炎

由外感毒邪，乘虚入里，留于筋骨，经络受损，气血失调所致。笔者经数十年临床，按四诊、八纲辨别阴阳对症下药，分阴证、阳证、半阴半阳证治疗，往往获验。

1. 阴证用阳和汤内服：熟地 45 克，鹿角胶 10 克，白芥子 10 克，肉桂心 3 克，麻黄 3 克，炮干姜 1.5 克，每日煎服 1 剂，促使阴证转阳托毒排出。外用推车虫，炙存性研细末，干姜研细末，按 2∶1 分量和匀吹入疮孔内，内有腐骨者次日不痛自出。疮口溃烂日久不敛，或多骨不出，余毒不清者，用密陀僧 30 克，冰片 0.3 克，共研极细末，干掺疮口；或用桐油调涂疮口。

2. 半阴半阳证内服上方阳和汤，间服降痛活命饮。处方：当归身 24 克，生黄芪 15 克，金银花 15 克，甘草 10 克，每日煎服 1 剂。毒在上加川芎，在中加桔梗，在下加牛膝；泄泻加白术；呕吐加陈皮、半夏；纳差加白术、陈皮。以上加药的分量均各 6 克。气虚加人参、黄芪适量；阴证加陈皮、麻黄各 3 克，肉桂、炮干姜各 5 克。外用上方推车虫干姜散吹入疮孔内拔出腐骨，未破者用大戟、甘遂两味研细末，白蜜调涂。

3. 阳证内服仙方活命饮：金银花 30 克，赤芍 15 克，当归身 15 克，防风 10 克，白芷 10 克，陈皮 10 克，川贝母 10 克，山甲珠 10 克，皂角刺 10 克，天花粉 10 克，酒大黄（后下）10 克，甘草 10 克，乳香 6 克，没药 6 克。每日煎服 1 剂，外用木芙蓉花、叶或内皮捣敷，或用毛稔子木根（爆芽郎）醋磨外涂。

4. 民间治疗化脓性骨髓炎验方。①清骨祛毒汤：金银花、旱莲草、田基黄、鹅不食草、蚤休、铁包金、金锁匙、金刚头各 15 克，了哥王、入地金牛各 10 克，党参、黄芪、狼毒头（奶制）各 20 克，加水 4000 毫升，慢火久煎 6 小时，取药汁 300 毫升，分 2～3 次服，每日煎服 1 剂。②骨痨散：鹿角、地龙各 24 克，山甲珠、全蝎各 30 克，土鳖虫 20 克，川蜈蚣（去头足）24 条，白花蛇（去头尾）100 克，斑蝥（去头翅足）50 克，糯米 50 克（同斑蝥炒），甘草 12 克，共研细末，每次服 1 克，每日服 2 次，用黄芪、党参、当归身、牛膝、五指牛奶、大力牛等补气益血强身的药各 6 克煎汤送服。③外用：闹羊花根 2000 克，切碎洗净放锅内浓煎，去渣放入浓缩瓶贮备用。用时加青壳鸭蛋清（去蛋黄）调涂患处，每日 3 次。

二、病理性骨折

在对症下药治疗骨髓炎的同时加服跳骨丹，疗效十分满意。

跳骨丹处方：精制马钱子 500 克（童小便泡 49 天，再用米泔水泡 7 天，每天换水 1 次，再剥去皮毛切薄片，麻油炸至黄褐色滤干研细末）、枳壳（童小便泡 24 天，再用清水漂 2 天，每天换 1 次）、黄芪、骨碎补各 250 克，乳香、没药、血竭、狗脊、土鳖虫、三七、潼蒺藜、自然铜（火煅醋淬 7 次）、飞天蜈蚣各 120 克，台乌药、朱砂各 60 克（如缺四川灌县等地产的草药飞天蜈蚣，可用碎蛇 20 克、仙桃草 120 克代替。此药不是方中主药，亦可缺）。分别各研细末，按分量或比例配合拌匀应用。1～10 岁每服 0.45 克，11～20 岁服 0.6～1 克，21～30 岁服 1～1.5 克，31～40 岁服 1.5～1.8 克，41～60 岁服 2 克，极量 2 克。用引经药加水一盏放壶内煨浓，滤出药汤调跳骨丹药末服之。每晚睡前服，服后避风，忌食豆类、荤腥之物，忌房事。引经药是头部用川芎、升麻，两臂及两手用桂枝、桑寄生，胸前用枳壳、桔梗，臀部用补骨脂，小腹用大腹皮，腰间用杜仲，右胸用陈皮、木香，左胸用地骨皮、香附。以上分量均是 10 克。两腿脚用川木瓜 10 克，牛膝 15 克；背部用独活 10 克，麻黄根 3 克。除加引经药外，无论哪个部位均加仙桃草 15 克，煨汤送服药末。大便不通者，再加桃仁、木通、熟大黄各 6 克。如服药有痉挛副作用，可服生豆浆解或用肉桂 15 克水煎服即解。

登报求医，治好儿子的湿疹

麦引荣

去年 11 月 8 日，《民族医药报》为我儿子刊登求医信息（求治下肢湿疹）后，陆续收到来自全国各地的 150 余封来信，有的介绍药物，有的建议进行临床诊治，有的寄来药方，也有的上门医治，等等。我原来向《民族医药报》求医只是抱着试试看的心理，没想到该报真的有这么大的召唤力，更没料到我儿子持续 3 年的病痛也

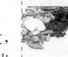

从此治愈了。我认为该报不但是家庭医生，也是患者的良师益友，订报这几年实在值得！为了能帮助类似我儿子疾病的患者，特献出治疗药方。内服：天麻4克，全蝎4克，共碾粉，蒸瘦猪肉，空腹食，每天1次。外用：川黄连10克，五倍子10克，白矾6克，轻粉6克，明雄黄10克，冰片3克，樟脑10克，煅炉甘石（或石膏）15克，共碾粉过筛，调适量氧化锌膏外搽患处，每日2～3次。用药期间忌食辛辣、鱼、虾等食物（注：该方药有毒，不可内服）。

治急性腰扭伤偏方还真行

丁一波

　　我在城里生活十几年了，都没有回过老家，今年国庆节侄儿结婚，才有幸得回老家转转。

　　老家坐落在黄河边上，离县城约40千米，回一趟真不容易。那天晚上，由于疲劳，我很快进入了梦乡。"咚咚"，突然传来了一阵急促的敲门声，原来是大嫂过来告诉我，侄儿抬家具时不小心扭伤了腰，腰痛得厉害，现深更半夜，离县城那么远，问我怎么办？因为她知道"文化大革命"时，我因家庭出身不好，属"黑五类"，天天在家啃药书，懂得不少医药知识。大家都两眼盯着我，期望着我有什么好办法。这时我突然想起《民族医药报》上刊登的"治急性腰扭伤验方"，只是刊登在哪一期，我却忘了，不过那个处方的药我还记得：生牵牛子9克，炒牵牛子9克，广木香6克，三七6克，白酒适量。

　　于是我们分头行动，从小学校园里捋来了牵牛子，从医疗站那买回了广木香和三七，按照报纸上的服药方法，先将生牵牛子与炒牵牛子一起捣碎研末，分成4包，广木香与三七放入银川白酒内，搅拌成药液，冲牵牛子粉，当时服下一包，让侄儿躺在床上静静休息。第二天早晨，侄儿的腰就能伸直了。侄儿的腰伤在医学上叫"腰部软组织扭伤"。此偏方有活血化瘀、止痛的功效，侄儿连服了两天，第三天已经痊愈了。大嫂笑着说："二叔的偏方还真行。"我说："全靠我订的《民族医药报》啊！"事后，我回到家查阅了报纸，知道此方刊登在 1996 年 1 月 26 日的验方专版上。

附原方：

急性腰扭伤验方

朱世春

急性腰扭伤多见于青壮年及从事体力劳动者。由于腰部活动范围广、负重大，尤其是下部腰椎，要承受整个上半身及其所负重物的重量，因此腰部软组织容易发生损伤，主要表现为腰部剧烈疼痛，不能挺直，行走不便，咳嗽、喷嚏时疼痛加剧。笔者曾用以下方药治疗，疗效满意。

处方：生牵牛子 9 克，炒牵牛子 9 克，广木香 6 克，三七 6 克，白酒适量。将生牵牛子与炒牵牛子一起研末，分成 4 小包。广木香与三七放入白酒内磨成药酒液，冲服牵牛子粉。早饭前及晚睡前温服一小包。一般 2 天可愈。

血府逐瘀汤治愈我的皮肤病

张庆华

我用 1997 年 4 月 4 日《民族医药报》刊登的《血府逐瘀汤治顽固性皮肤瘙痒 105 例》一文中的验方，治愈了我几十年没有治好的皮肤病。

附原方：

生地黄 15 克，赤芍 20 克，当归 10 克，桃仁 12 克，红花 10 克，紫草 15 克，地龙 15 克，炮山甲片 10 克，乌梢蛇 30 克，防风 15 克，山慈姑 12 克，大黄 8 克（后下），水煎服。

甘草治手脚皲裂

孙致正

我的手脚皲裂，用 1998 年 1 月 23 日的《民族医药报》第 2 版刊登的《治手足皲裂一法》一文中的验方治愈了。处方：甘草 30 克，浸入 100 毫升高度白酒中，48 小时后，过滤取液，另加入同量的甘油和水（各半），摇匀擦患处。如法炮制后，我仅搽了 2 天，皲裂就好了。

民间验方治手脚皲裂真有效

方 向

我是一名退休职工，身患多种慢性疾病，每日必须求医购药。当前，药品特别贵，同时又遇上假药，给我带来了难题。在这种情况下，我于 1997 年开始订阅《民族医药报》，通过两年的实践，受益匪浅。一方面，解除了我肉体上的痛苦；另一方面，减轻了我经济负担。现在，我已基本做到小病小伤不出门，大病如冠心病、头痛等，也用该报介绍的验方治好了。

去年 10 月上旬，因我爱人患皮肤病，双手、双脚都皲裂、瘙痒，疼痛难忍，夜不能眠，到处寻医求药，治疗费已超过万元，仍无效果。在走投无路的情况下，我抱着试一试的想法给《民族医药报》写了一封求医信，不料报纸很快就免费为我刊登了，同时又免费给我寄来了一份报纸（总第 469 期）。

求医信刊登不久，我就收到全国各地好心人邮来的药、偏方和秘方。后来，选用一位不肯留名的好心人的药方，疗效颇佳。药方：木槿皮 50 克，苦参、百部各 15 克，雄黄 3 克，加食醋 1000 毫升浸

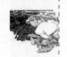

泡一昼夜后，药液少许加热，浸疗手足，每次 30 分钟。用完倒在一个专用罐内，以备下次加热浸泡，浸泡前皲裂处涂凡士林药膏。

治乳腺增生方确实有用

黄典云

2000 年 5 月 30 日，笔者去湖南新化县邮政局拿报纸，邮递员陈永斌对我说："我爱人患乳腺增生两年多，曾在医学院、县医院等多家医院用中西医治疗无效。我在发报刊时发现《民族医药报》在 1999 年 11 月 20 日刊登的"中药治疗乳腺增生方"，其方为：仙茅、仙灵脾各 20 克，香附、柴胡、白芥子、穿山甲、浙贝母各 15 克，生牡蛎、全瓜蒌各 30 克，青皮、甘草各 10 克，煎 2 次，每日 1 剂，早、晚各服 1 次。按此方，我给爱人服用了 36 剂，治愈了她的乳腺增生，现一年多了也没有复发。"他还说："在发行的 20 余种医学报刊中，《民族医药报》刊登的验方确实有用，订阅《民族医药报》等于请来了一位好医生，该报确实为难得的好报。"

我用药酒治老伴脚扭伤

陈来法

前些日子，我和老伴回乡走亲戚，返回下车时，老伴不小心扭伤了踝关节，脚肿得厉害。当时天色已晚，离医院又远，看着老伴痛苦地呻吟，我心里十分焦急。这时我突然想起在《民族医药报》上看到的《自制药酒治痛证》的一则验方，半年前已按该方浸了一瓶药酒，现在为何不拿出来用？于是，我拿出药酒在老伴脚踝肿胀处反复涂搽，每半小时搽一次，一连搽了 3 次，老伴的脚很快消肿了。第二天早上，老伴便能下地走路。为了保险起见，我又让她搽了两次。老伴直说："《民族医药报》上的验方真灵。"从那以后，凡是邻居或家人有扭伤和疼痛什么的，都用我的药酒搽，还真见效。

特别感谢《民族医药报》弘扬中华医学，造福广大人民群众。

附原方：草乌、川芎、威灵仙、红花、鸡血藤、金银花各10克，蜈蚣4条，全蝎6克，冰片3克，将上药浸于1000毫升95%的医用酒精中备用。

小方治扭伤，只用一元钱

郭永元

1999年11月13日，下了一场大雪。第二天，我因走路时不慎滑倒，手腕扭伤肿痛难忍，吃了10盒跌打丸、10瓶骨折挫伤散，还一直疼痛。2000年1月5日，我看到1999年9月24日《民族医药报》第2版刊登"大葱治关节扭伤"小验方：鲜大葱60克，花椒12克，冰片0.6克，将葱白捣烂如泥，花椒、冰片研细末，将3味药拌匀，患处用水洗净擦干，将上药敷患处，用纱布固定，每24小时换药1次。我依法炮制，用药3次，只用了一元钱，疼痛就消失了。

用验方治银屑病

邓启清

去年6月，某厂职工尹某到我诊所求治银屑病。尹某患病三年余，患处呈铜钱状，皮肤鲜红、枯燥、瘙痒、脱屑严重，先后去过多家医院采用激素治疗，效果均不理想。后来找到我处求治，我使用1999年3月26日《民族医药报》刊登的治疗银屑病的验方治疗，其方为：先用艾叶、川椒、地肤子、苦参、苍耳子、硫黄、露蜂房各 10 克，水煎 30 分钟外洗，静候 30 分钟；再用苦参、硫黄、蛇床子、核桃肉各 10 克，大枣（去核）、大枫子、吴芋、樟脑各 10 克，研成粉末，加水银 5 克，以植物油调匀，用布包烤热，趁热搽。

（注：此方中的水银有剧毒，用时注意不要入口中。）

温阳益气法治好"老寒腿"

黄育文

去年，我因淋雨受寒湿，两膝关节疼痛酸麻，关节活动因痛受限，屈伸不利，步履困难，时觉畏寒，每遇阴雨或接触冷水时病情加重，食纳减，大便溏，缠绵已半年。尽管我自己是一个有 20 多年临床经验的中医师，但是服中西药及用针灸治疗，都不见效，不得不求教我的良师挚友《民族医药报》。我按《治老寒腿，寒者温之》一文中的原方用温阳益气法（药用黄芪 50 克，当归 12 克，独活 15 克，桂枝 12 克，牛膝 20 克，麻黄 8 克，细辛 8 克，巴戟天 15 克，补骨脂 20 克，肉苁蓉 30 克，菟丝子 20 克，乌梢蛇 20 克，甘草 6 克，加入适量白酒，水煎 2 次，兑于一起，分 3 次服）治疗。连服 15 天，不知不觉，病已痊愈。

我不得不佩服《民族医药报》的验方确实有效。后来，我把这个验方介绍给有相似症状的病人，他们也都取得显著的效果。

一心为民除疾患

农培德

我父亲开办的个体中草医诊所订有一份《民族医药报》。每当报纸一到，我父亲就戴着老花眼镜仔细阅读，常将一些有用的验方记在他心爱的笔记本上，以备日后使用。

父亲在民间行医已经数十年了，远近的患者都乐意请他把脉开药方，开些中草药服用。

有一次，某厂职工陆某因不慎跌伤左手腕，患处红肿胀痛，来找我父亲救治。只见父亲从笔记本上找到治伤验方：小罗伞、韭菜根、三叉苦叶、鸡骨香、两面针根各适量，另外采来一些新鲜的草药一起捣烂，湿敷在患者的患肢上，每天换药一次。一个星期后，患者来到诊所，诉说经治疗后手腕处肿块消了，手也不痛了。父亲再开几味中药，叮嘱他继续调理，至今未见复发。这一病例说明《民族医药报》是一份真心为老百姓除病解疾的好报纸！

服了"肩痹汤"，肩周炎疼痛消

向金宝

我是《民族医药报》的老读者，从中受益不少。记得有一次，我妻子得了肩周炎，痛得她在床上直打滚，实在顶不住，只好到医院打了封闭针，就这样折腾了一周。我急在心里，却爱莫能助，医院都没有办法，我还能怎样？这时，我想起自己订的《民族医药报》，于是就动手翻查有关验方，恰好翻见"自拟肩痹汤治疗肩周炎"一方，其组方用法是：防风12克，羌活9克，独活6克，桑枝30克，川芎10克，白芍10克，乌梅20克，红花9克，丹参15克，桂枝10克，党参10克，白术10克，威灵仙15克，陈皮10克，水煎服，每日1剂。连服5剂，可愈。

我立即到药店购回5剂，结果妻子只服了1剂，疼痛尽消。我还不大相信，半开玩笑说："这可能是你打封闭针起的作用吧。"这不起眼的草药真能治大病？而我妻子对此方赞誉有加，逢人便说此方好。

最近，我也患了肩周炎，痛得辗转难眠，并发感冒头痛，便吩咐妻子如法炮制，按前方到药店买药回来，水煎服下。刚服完1剂，肩痛、感冒、头痛全没了，第三天我又精神抖擞地出现在工作岗位上了。

内外合治脂溢性皮炎

孙国峰

我于 1994 年退休，患脂溢性皮炎已经 30 多年，经过大小医院治疗，中药、西药都用过，但效果都不佳，病情每年都复发，痛苦至极。后来，我采用《民族医药报》上刊登的"内外合治脂溢性脱发验方"：①内服汤剂。荆芥、防风、蝉蜕、葛根各 6 克，升麻 3 克，白鲜皮、苦参、赤芍、胡麻仁各 10 克，生地、天花粉各 15 克，制首乌 30 克，佛手 12 克，每日 1 剂，分 2 次服，30 日为 1 个疗程。可连用 3~5 个疗程。②外洗方。苦参、蛇床子、苍耳子、黄柏、硫黄各 15 克，薄荷、防风、川椒子、川乌各 6 克，荆芥、白鲜皮、地肤子、硼砂各 10 克，蝉蜕 3 克，水煎，取滤净之药液洗头，保持 1 小时以上，再用清水洗净，每 2 日 1 剂。我照此验方用了 1 个疗程，就已痊愈。

良医治好皮肤病

欧阳志

前些年，我在深圳打工时患了皮肤病，去医院打针服药未愈，回家后又到县医院皮肤科治疗也无效。正在痛苦烦恼时，朋友翻出一张《民族医药报》，报上刊登有治神经性皮炎的验方，其处方为：灰黄霉素 2.4 克，地塞米松 18 毫克，阿司匹林 8 克，维生素 B_2 80 毫克，维生素 C 4 克，扑尔敏（氯苯那敏）64 毫克，用氟轻松软膏 3 支拌匀涂擦患处。搽了几次药，皮肤病便痊愈了。

还有本村的一位农民，两年前被狗咬伤，左脚经常发痒，曾到县、市医院治疗过，用了上千元的药费都没治好。我从《民族医药报》找到止痒的处方：木槿皮 50 克，丹参、百部各 15 克，雄黄 3 克，把药放在 1000 毫升醋里浸 24 小时，用火加热，每次擦洗 30 分钟。只花了 10 多元，左脚就不痒了，也消肿了，伤口也结疤了。过后他深有体会地说："订阅《民族医药报》真管用，等于请了位良医！"

小验方治疗痔疮、头屑真灵

阿 胜

我有位朋友患了痔疮，花了几千元治疗费，疗效还是不理想。后来，我把在《民族医药报》上刊登的小验方告诉他："蜘蛛 7 个，鸡蛋 1 个。将蜘蛛放入鸡蛋内，外用泥封固，煅成炭，研成细末，以温开水送服。"他抱着试试看的心理连服 3～4 次，现已痊愈。

最近，我有个表妹被头屑困扰，不胜其烦，我在《民族医药报》上找到一则治头屑的小验方：用生姜水洗头。她试用几次后，头屑没有了。我又把这个方法告诉了几位深受头屑困扰的朋友，大家用后真的没有头屑了，直说《民族医药报》上的小验方真灵啊！

紫草油治疗慢性湿疹疗效佳

覃建广

我是一位医药爱好者，已订阅《民族医药报》多年。去年冬的一天，我去仓库领料，得知仓库保管员患有湿疹，痒痛难忍。他服用了不少药，花了不少钱，不但不见效，反而患处越来越严重，还出现了糜烂、渗液的现象。我根据《民族医药报》刊登的"紫草油治疗慢性湿疹疗效佳"的小验方给他治疗。紫草 20 克，大黄 5 克，黄柏 4 克，将 3 味药洗净切细块，装入瓶内，再加入生菜籽油 200

毫升，浸泡1个多月即可使用。在用药前先用温水清洗患处，再用消毒棉签蘸紫草油涂抹患处，每日早、晚各1次，涂药后用无菌纱布敷盖。经用药3～5日后，损伤逐步好转，瘙痒、渗液减轻，按单方配制药油还没有用完，患处就痊愈了，到现在也没有复发。

"土法" 治好跟骨骨刺疼痛

胡沛斌

老叟是个老郎中，曾是副主任医师。他因患脚跟痛，在治疗过程中发现"土法"胜"洋法"。

治疗脚跟痛，老叟首先选用目前较为时髦的产品——喷雾剂，暂且称之为"洋法"。买了某喷雾剂，一按开关，药雾"滋滋"地喷至特制塑料垫上，再将该垫固定在患处，的确方便。可惜疗效不佳，一瓶喷务剂喷完了，疼痛依旧。

于是，老叟改用《民族医药报》于2002年3月22日刊登的"治跟骨骨刺验方"，用中药川芎一味。川芎是常用的活血、祛风、止痛中药，每次用量15克，用铜盅锤片刻（因川芎含有油质，不易锤成粉，以不扎脚即可），用破旧线衣剪成5厘米×5厘米左右大小的药袋，四边用线缝好。把药袋放于鞋内，直接与痛处接触，穿上鞋即可。暂称之为"土法"。因时值夏天，汗多，须每天换药1次。疗效就像作者在文章中所说："连续用药7天后疼痛减轻，20天后症状消失。"此法有效、简便、价廉（10克川芎才需花0.15元）。

附原方：

治跟骨骨刺验方

李子云

川芎50克，研成细末，分装于薄布袋内，每袋约15克，把药袋放于鞋内，直接与患处接触。每次1袋，每天换药1次，药袋可交替使用（换下后晒干）。

献方治好鱼鳞痣

潘定珍

我患鱼鳞痣很多年了，在医院治疗无效果，后来写信到民族医药报社，用患者求援的方式，在2002年9月20日的《民族医药报》上刊登求援信，得到了广大民族医生的关心、帮助和支持。我很感谢给我写信介绍药方的医生，特别感谢桂林市白先绥同志，他提供给我的处方经济、简便、实惠、无毒副作用。

治疗处方：煤油、柴油、汽油均可，用药棉浸油擦患处，反复擦热为度，每日2次，7日为1个疗程，鱼鳞痣即慢慢消失。于是，我在加油供应站买了以上三种油，共花去7角钱，才用完汽油一种，明显的鱼鳞痣基本消失。患有鱼鳞痣的患者不妨一试。

当归芍药散治黄褐斑效果好

佚 名

安徽省读者许女士反映，她用了2004年10月8日的《民族医药报》第3版上的小验方，去黄褐斑的效果很好。

附原方：

当归芍药散装入胶囊（每粒装生药粉0.5克），每次2克（4粒），每日3次，以温开水送服，10日为1个疗程，用药2～3个疗程见效。

注：当归芍药散可自配（当归60克，白芍60克，白术60克，泽泻50克，川芎30克。洗净，去杂质，晒干后，研为细末。一般大的中药店有机器代为粉碎药物。以上为1个月的用量），花费不大，药性平和，妇女患有黄褐斑等色素沉着性疾病时，可以一试。

王不留行治好带状疱疹

大　胜

　　前段时间，我表哥头上长了许多疱疹，在医院留医10多天，花了几千元的医疗费也没治好。他觉得住院费用太高，于是带药回家治疗。因患病部位在左边头顶上，从额头至眉毛眼眶都肿胀，呈紫黑色，非常难看，令他痛苦不堪，靠打针和服药方能勉强入睡，每天要花10多元的医药费。

　　后来，我把《民族医药报》上的一则"云南白药治带状疱疹"的验方介绍给表哥试用。他去药店买来3瓶云南白药，按方用药后感觉症状有明显好转，可由于疱疹的面积较大，需要10多瓶云南白药才够用，花钱太多，无法坚持治疗。恰好，我又在该报上发现了"王不留行治带状疱疹"一方，于是我和表哥一起到山脚路边采回一些王不留行，焙干、研末，买来一瓶芝麻油与药调成糊状，表哥每日把药涂于患处数次。一个月后，他告诉我，疱疹已基本痊愈，只是感冒发热时，还有微微的疼痛，感冒好后，就什么症状也没有了。看着他头上肿胀紫黑之色已消退，我感到无比欣慰，真是意想不到，只花几块钱的验方就能治愈此顽症。

按方进行治疗，带状疱疹痊愈

张　浩

　　前段时间，我患了带状疱疹，患处又辣又痛，辣如火烧，痛如刀割，令我坐卧不安，苦不堪言。我曾花了100多元钱到医院就诊，买药服用，但效果甚微。恰巧，我在《民族医药报》上看到《治带状疱疹验方》一文，如获至宝，并按其验方进行了治疗，一周后痊愈。

附原方：苦楝皮、白花丹、辣蓼根各 100 克，水煎之后加白矾 10 克，擦洗患处。

脉管炎不再复发

蒋正雄

我今年 72 岁。2009 年，我儿子左小腿皮肤出现一些色素，稍微有点痒，他不小心用手把皮肤抓破，过了几天伤口越来越大，深度几乎见骨头，又红又肿又痛，而且流黄水。经医生诊断是脉管炎，在医院治疗 4 个多月，用了几千元，但伤口始终没能愈合。

无助之际，我突然回想起自己手抄本里有《民族医药报》刊登的治下肢溃疡药方，原方是"蜈蚣、海螵蛸按 1：1 的比例研末备用，用时先清洗溃疡面，取适量药粉用麻油调成糊状敷患处"。我按上述方法制成药粉，并用茶油调制敷患处。

用了之后，感觉这药真好，有止痛、止痒、消红肿的功能，而且黄水不断地从伤口排出。经过 20 多天的治疗，黄水排尽，伤口愈合。每天，再用毛冬青草药煎汤内服外洗，服药期间禁食鸡、鱼、酒类、芋头、竹笋、油炸及辛辣食物。20 多天的治疗，我才用了 200 多元，现在一年多了，伤口不见复发。《民族医药报》真是我们的好医生。

照方治疗，颈椎病、腰椎病全无

佚 名

2002 年，我患颈椎病，疼痛难忍，活动受限，去医院牵引一个多月也不见好转。后来我看到《民族医药报》上刊登有一法：仰面平躺于床上，双手叠放胸前，将头与腿尽力向上抬，然后回复到平躺，连做 10 个；接着趴在床上，将双手叠放在腰部，把头与腿向上翘；再回到原来状态，连做 10 个，每日 2 次，照此方法练习，结果 10 多天就好了。我将此方法介绍给其他朋友练习，同样也取得不错的效果。

2010 年，我妻子患腰椎骨质增生症，服用了许多中药，疗效甚微。正在无计可施之时，我又看到该报刊登的《骨质增生治验一则》的文章，其方是：制附子 60 克（先煎），细辛 6 克，炙麻黄、炒白芍、炒白术、干姜、人参、桂枝、茯苓各 10 克，炙甘草 8 克。每日 1 剂，水煎分 3 次服。按处方服了 3 剂后，症状明显好转，续服一个多月后痊愈，至今未复发。

千里光对痱子、伤口感染有奇效

龙宏伟

《民族医药报》真好！家有一份《民族医药报》，可使您与家人终生受益，这是我的亲身体会。

前年 3 月，我在一位朋友家偶然看到《民族医药报》，这位朋友对我说："《民族医药报》对我们这些离退休老同志的养生、防病、治病好处很多。"我是个中草药爱好者，听了朋友这样说，便立即到邮局订了一份《民族医药报》，收到报纸边学边用，受益匪浅。

去年夏天，我的小外孙满身长痱子，我用《民族医药报》上刊登的草药千里光方来治疗，很快治愈了。千里光在县城附近路边到处都有，我与老伴早上去散步就可采到，实在是方便至极。治好了小外孙的痱子后，我又把此方给邻居生痱子的孩子使用，也取得良好的疗效。

去年 6 月，融水苗族自治县民族中学有一位女教师因病住院开刀，后来伤口感染，我将采回来的千里光送给她试用。这位女教师每日用千里光 30～40 克煮沸后分 3 次服，服后伤口好转，连服 5 天伤口愈合。这位教师很感谢我，我说应该感谢《民族医药报》，因为报上刊登的验方简便有效，很实用。

报纸上的验方确实好

黄金朋

上个月，我的一个亲戚，上山打柴时不慎跌倒，肋骨部位又肿又痛。据其自述，跌倒之后，在村里医治已有 8 天，没有效果。我用《民族医药报》上刊登的《自制消肿止痛膏止痛效佳》一文中的药方给他治疗，结果 5 日告愈。其原方：黄连、大黄、乳香、没药各 15 克，冰片 3 克。将各药分别研末后拌匀，用鸡蛋清调成糊状，敷于患处，每日 1 换。

前两个月，我伯母的脚趾患甲沟炎，疼痛剧烈，步履艰难。我用《民族医药报》上的《二味草药治甲沟炎》一文中的药方给予治疗，结果 4 天即愈。其原方及治法：先用新鲜的蓖麻叶适量捣烂敷患处，使之脓出肿消；再用犁头草适量捣烂敷患处，使之结痂而愈。

当归、紫草治愈外孙女手掌脱皮

林德瑞

前不久，我 6 岁的外孙女不知何故双手指出现脱皮，而且蔓延很快，第二天手掌也开始脱皮。我们在着急之余，运用了《民族医药报》上刊登的"有效治疗手掌脱皮效方"，按方中要求（当归 15 克，紫草 30 克，用香油 200 毫升炸焦，过滤去渣，留油备用），调好药抹在孩子手上，连抹 3 天，手指及手掌脱皮已经基本痊愈。

中药内服外洗治好我的难言之痒

张西军

有一次，我与亲戚聚餐饮酒，席间喝了很多的酒，第二天开始感觉浑身发痒，而且一天比一天痒，浑身都要抓烂了，到医院治疗数次后都没有效果，病情反复发作，持续了二十多天，非常难受。后来，我在《民族医药报》上看到有治酒后皮肤瘙痒方：葛根、甘草各12克，黄芩、黄连、黄柏、大黄各6克，防风、赤芍、菊花、土茯苓各9克，水煎服，每日1剂。我抱着试一试的心态，到中药店抓了3剂药，喝完后，感觉症状轻了许多。后来又抓了几剂继续喝，第五天后，我把煎过的药渣加水复煎，用药液来洗浴，连续两天后，身上的瘙痒慢慢开始好转，最后痊愈，觉得浑身都轻松自在了。

真是感谢《民族医药报》提供的验方，治好了我的难言之痒。

好验方改善骨质增生症状

李 贵

我有个亲戚患颈椎骨质增生，经常头晕目眩、手麻，在医院治疗多年，效果都不是很理想。我用《民族医药报》上刊登的"治骨质增生方"给他试用。其方为：熟地30克，骨碎补、鸡血藤各25克，淫羊藿、肉苁蓉各10克，莱菔子8克。水煎服，每日1剂，30日为1个疗程。他服药8天后，症状明显减轻；又继服25天，所有症状均消失。后来，我又将该方给多位患颈椎骨质增生的患者试用，也取得了理想的效果；还给三位患腰椎骨质增生的患者试用，症状也明显改善了。

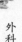

我治好了朋友的脉管炎

黄金朋

我的一位朋友右脚患有脉管炎，肿痛不已，步履艰难，曾两次求医都未能治愈。我得悉后，上门看望，并且推荐给他一则在《民族医药报》上刊登的方子。其方为：大黄粉 100 克，芒硝 100 克，拌匀之后，用鸡蛋清调成糊状，敷于患处，加以包扎，每日 1 换。按照此方治疗了 3 次，朋友的脉管炎就痊愈了。自此之后，我们的感情加深了，甚至称兄道弟起来。

花椒、枯矾治愈头癣

田广元

我于 2010 年患上了头癣，每天瘙痒难忍，坐立不安，有时候抓出血都停不下来，戴的帽子和衣领没有干净过。为此，我四处求医问药，找能治头癣的药方，断断续续地治了三年多，仍然没有治好。在我很痛苦的时候，《民族医药报》在 2014 年 2 月 28 日第 9 期刊登了治头癣的验方。我便按照该方进行治疗。花椒 3 克，枯矾 9 克，冰片 3 克，共研细末，使用时先将患处头发剪光，用白矾水洗头消毒，用香油将药末调成糊状，外敷患处，每日早、晚各 1 次。仅仅用了一个多月的时间，头癣就痊愈了，到现在已过去快 9 个月了，没有复发过。谢谢《民族医药报》！

杂病篇

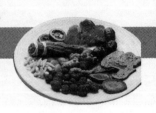

民间"治婴儿惊恐一法"真灵验

曹长江

今年元月初，我刚满四个月的小女儿受到惊吓，晚上睡眠不安，神情恐惧，全身发抖，大声哭喊，连续几个晚上扰得大家不能入眠。我按照 1991 年 11 月 25 日《民族医药报》上刊登的"治婴儿惊恐一法"试了一次。真是不试不知道，一试真奇妙，小女儿当晚便能安然入睡，不再吵闹。

附"治婴儿惊恐一法"：

将患儿俯卧，背朝上，医者双手先上下按摩脊椎 1～2 次，然后用双手大拇指、食指掐提脊椎肌肉，提起即松开，由胸椎至尾椎，只需一次，患儿即可好转。

"噎食的家庭急救"法显奇功

石 恒

笔者的同龄朋友陈武，掌握了《民族医药报》上刊登的"噎食的家庭急救"法，今年 6 月用该法使得一名八旬老翁起死回生。

6 月 24 日，陈武的堂哥接其岳父为其过 80 岁生日，并特意叫妻子在家为老人准备其喜欢吃的糯米汤圆……岂料一碗汤圆未吃完，意外发生了。开始只见老人坐立不安，也不言语，一个劲地抓胸搔喉，不一会儿就扒到了饭桌上。其女婿一家见状，惊慌失措地扶着老人不知怎么办，并急得大声痛哭起来。哭声惊动了左邻右舍，一下子屋里挤满了男女老少，七嘴八舌地问这问那。当众人判断老人是吃汤圆噎了食，便有的捶背，有的抹胸，但都不济于事。正当老人垂危之际，陈武来到了现场，他向大家问清了情况后，便解开了老人的衣服，在其胸脯上用力推了几下，旋即老人嘴里便吐出两块尚未嚼碎的糯米汤圆，之后老人面色就渐渐红润起来了，呼吸也正常了。事后乡亲们问陈武有什么"神功传道"，他只说了声"应感谢恩师《民族医药报》"。

附原文：

噎食的家庭急救

晴　野

1. 噎食患者坐位或站位时，术者站在其身后，将患者拦腰抱住，一手紧握拳头，将拇指一侧放在患者肚脐与胸腔之间的位置上，再用另一手重叠在拳头之上，然后用力向内压向上推。阻塞食物团块如果仍卡住不动，再反复行之，直至其喷出为止。

2. 噎食患者倒地时，术者将其翻转仰卧，脸朝上。术者跪在患者臀部两旁，将手腕部放在患者肚脐与胸腔之间，然后迅速向上推，反复行之，至挤出阻塞物为止。

3. 独处噎食时的自救，两手抱拳，压在胸腹间凹处，同时向内及上推，或迅速将腹部压向附近的桌子圆角或椅背等硬物，将阻塞物挤出。

用了牙痛方，牙不再痛了

杨德财

自从 1991 年得到《民族医药报》的样报后，我觉得很有价值，从那时起我就一直订阅这份报纸，从不间断。它好似一块巨大的磁铁，把我牢牢地吸引住了。

的确，《民族医药报》名不虚传，它使很多人从痛苦中得到了解脱。比如，今年有位病人，男，56 岁，在夜晚牙痛，并引起头痛，痛了一个晚上没能睡觉，第二天一起床，就来我这里看病。当时，我正给其他人看病没空，便按《民族医药报》介绍的用95％酒精治牙痛的小验方，以一个小指头大的棉球浸上酒精塞进他患侧的耳朵里。不到10分钟，他就说，牙不痛了，头也不痛了。他不打针也不吃药了，拿着人民币，问我要多少钱。我说，这点小事，不收钱。他说，这药虽少，但解决了我的痛苦，真是"灵丹妙药"。我便高兴地说："这个药是我从《民族医药报》上得来的。"在此只不过举了一例，该报上还有很多很多的好药方。

我向同行介绍了《民族医药报》，大家均认为这是一份不可多得的好报纸。我决心同《民族医药报》交百年之友。

照方服药，视力好转

张映文

前几个月，我右眼突然觉得很难受，而且出现一半黑、一半亮的情况。这时，我翻开《民族医药报》，找到1993年3月26日刊登的《玻璃体混浊治验》一文，照方服药，视力大有好转。

附原方：

生蒲黄（包煎）、旱莲草、生地黄、荆芥炭各12克，丹皮、郁金、丹参各10克，川芎6克，三七9克，文火煎服，每日3次，每次100毫升。

汇编在手，疾患不愁

文 忠

常言道："天有不测风云，人有旦夕祸福。"今年2月下旬，我的老伴（虚龄69岁）突然患了阵发性的偏头痛，痛则感到难受。我看见她老是用左手捂着头，很痛苦地过着每一天，正发愁不知怎么办好。这时，我想起了以前购买的《民族医药报验方汇编》，便把1989～1991年、1992～1993年、1994～1995年三本验方汇编的目录仔细翻阅了一遍，先是运用广西胡沛斌于1992年5月15日提供的"热水泡手治头痛方"，接着运用陕西吴照平于1993年8月13日提供的"偏头痛外治验方"（细辛、高良姜、羌活、川芎各10克，白芷20克，共研细末，用干净玻璃瓶装好盖紧备用，左侧偏头痛，用手指蘸少许药物放右鼻孔内闻药香味，右侧痛则换以左鼻孔）。上述两法，先后交替使用几次后，老伴的偏头痛竟然痊愈了，非常感谢《民族医药报》。

中药调理祛除黑眼圈

高 宁

去年3月初的一天，我在报摊上偶然买到一张1997年2月14日的《民族医药报》，报上刊登的《中药调理黑眼圈》的文章吸引了我。看后，针对自己的情况，我每天坚持晨跑，并采用文中介绍的食疗方和药疗方进行调理。食疗主要是买蛤蚧煮汤喝，药疗主要是吃壮腰健肾丸和十全大补丸。经过半年多的锻炼和治疗，我眼眶上的黑眼圈消失了，脸色好看了。我原来长期睡不好觉，有失眠多梦等毛病，现在也没有了。我要感谢《民族医药报》，它真是一份能为患者排忧解难的好报纸。

附原文：

中药调理黑眼圈

岳 章

改善黑眼圈症状，人们一般都从补充营养、生活规律化、调整心理状态及消除痛灶等方面着手，但往往收不到预期的效果。中医学认为，对黑眼圈必须标本兼治，关键是从解决肾精不足入手。考虑到肾精不足包括肾阴不足和肾阳不足两种，前者有手足心热、便秘尿黄等表现，后者有畏寒肢冷、便溏尿清等表现。对此，可采用食疗和药疗来改善。

肾阴不足者食疗可用鳖鱼汤、干带子汤、炖雪蛤油、煲吻鱼肚、乌豆塘虱鱼汤等。药疗可用龟鹿补肾口服液、滋肾宁神丸、太补阴丸、知柏地黄丸、左归丸、六味地黄丸等；亦可用山萸肉15克、龟板30克（先煎），鳖甲20克（先煎），女贞子20克，天冬12克，酸枣仁20克，泽泻12克，玄参12克，枸杞15克，淮山20克，麦冬15克，五味子10克，阿胶（烊化）12克，夜交藤30克，桑椹20克，水煎服，也可制成药丸内服。肾阳不足者食疗可用冬虫夏草汤、炖鹿茸、蛤蚧汤、煲牛鞭、煲鹿鞭、煲海狗肾、鸡子酒等。药疗可用右归丸、男宝、附桂八味丸、壮腰健肾丸、金锁固精丸、十全大补丸等；亦可以鹿角霜（先煎）30克，肉桂4克，仙茅15克，熟地15克，山萸肉12克，熟附子15克，巴戟天15克，锁阳15克，酸枣仁15克，桂圆肉15克，核桃肉15克，紫河车12克，山药15克，水煎服。

我捡回了一条命

王再立

20世纪80年代初，我经常吐血不止，医院成了我的第二个家。有一次，我吐了半痰盂血，在救护车上一手输液、一手输血，生命危在旦夕，虽然这次被抢救了过来，但是过后又经常复发。

心里常想：我今后可能就死在这个吐血病上。后来我在《民族医药报》上看到这样一则验方：百草霜10克（即用柴草在铁锅上烧成的黑灰，也叫镬墨灰）、血余炭15克（也叫头发灰），用米汤送服止吐血，屡试屡灵。我照方服用，从《民族医药报》那里捡回了一条命。多年来，此法在我们镇上共有8人服用，均获神奇的效果。宁波市一位退休女工服此药后，也是药到病除。

值《民族医药报》年度征订之时，我这个老订户奉劝没有看过该报的读者，不妨订一份看看。

我为母亲治腰痛

皮冬菊

母亲年近八旬，由于在农村常年劳累，腰痛经常发作，这几年随着年龄的增大腰痛也越来越厉害。她到医院拍过 X 光片，诊断为腰椎多处骨质增生。

前两年，我接母亲来住一段时间，以尽女儿的孝心。没想到在春节期间，因为扫地不慎扭了一下，母亲顿时感到疼痛难忍，只好卧床休息。由于是在春节期间，不便去医院就诊，这时我想起《民族医药报》曾介绍按摩治疗的方法，于是我便按照报纸上介绍的手法试着为母亲按摩。先是用手掌在腰部大面积轻轻地按摩，每天坚持 15 分钟，几天后母亲觉得疼痛有所减轻。这时我就加大了力量，将两手叠起来按摩，几天后母亲已不感到疼痛，但总觉得腰部不舒适。我用手指在母亲腰部摸索，在两个脊椎骨之间，用手指尖在痛处按压，数天后再逐渐增加力度。前后坚持了约一个月的时间，母亲的腰痛病居然好了。

后来我想，母亲要是进医院治疗，这笔开支大概不会低于我几年来订阅《民族医药报》的费用。

不迷信，信科学，科学知识显神通

刘海田

我是一名在农村从事基层教育工作 30 多年的教师。我有个朋友一直订阅《民族医药报》，每到星期日或到中心校开会时，我都要去他那里翻阅。这份报纸太好了，刊登的验方实用简便。一次，我邻居家的7岁男孩龋齿痛，吃了许多药片都止不住，后来用《民族医药报》上刊载的"治龋齿痛验方"：取韭菜叶20克，洗净切碎与1个鸡蛋拌匀后放入锅中煎熟成饼状，临睡前敷于患侧面颊部，并以小方纱布覆盖，胶布固定，至次日早晨取下，一般只用1次可见效。我让他用了3次就痊愈了。

《民族医药报》真神，真是不迷信，信科学，科学知识显神通。

眼疾治愈靠验方

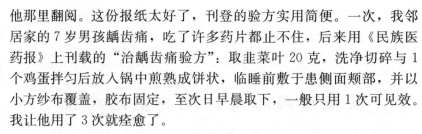

巢文忠

我现年72岁，从没尝过眼疾是个啥滋味。可在今年10月，我不知怎么就染上了眼疾。先是左眼视物有点模糊，继而眼睛发红，原以为受风寒所致，过几天便会好起来，毫不在意。岂料几天后，右眼也同样发红，而且两眼愈肿愈烈，既红肿、发痒，又淌眼水，仿佛眼里进了沙粒，很难受。它便形成了一个推不脱、卸不掉始终紧缠着我双眼和身心的"包袱"，直接影响视力，困扰生活，令我十分烦恼！在无可奈何的情况下，老伴催促我去就诊，虽打过针，滴过眼液，点过眼膏，但都未见缓解，病况依然。

怎么办呢？我左思右想，忽然想起了我曾向民族医药报社邮购过《民族医药报验方汇编》，这不是"家中'有宝'不过问"吗？我立即把《民族医药报验方汇编》放置案头，戴起老花眼镜，艰难而仔细地查阅起来，终于查到了一条小验方：取食盐一匙，放在干净的洗脸毛巾中央，略倒些热开水在食盐之上，趁热把毛巾掩盖在患眼上，让热气熏眼。毛巾冷却后，再加些开水继续熏，反复熏洗5~6次，一天2~3遍，2~3天即可痊愈。该方简单明了，通俗易懂，就地取材操作方便。我坚持按该方的要求操作，没想到很快眼红渐渐散去，沙粒感不再存在，眼水不流，也不发痒，真的把眼病治愈了。我异常兴奋，家人也都为我庆幸！

今天，我怀着治愈眼疾的喜悦心情，静坐窗前，欣然拿笔，撰写此文，感谢《民族医药报》！

头痛缠绵难愈，几剂良药病除

阮建常

我是一名退休干部，中年以后，经常发生头痛，服了不少止痛药，仍然不能根治。经医院检查，先诊断为脑动脉痉挛期，后诊断为脑动脉硬化，长期服药，没有断根。

后来看到 1993 年 10 月 17 日的《民族医药报》第 3 版中载有《芎芍柴菊汤治疗血管性头痛》一文。我如获至宝，根据该文中的方药内容，结合自己的病况，即按该处方试服 3 剂后，头痛有所缓解；再服 3 剂，头痛基本消失。这真是"头痛缠绵难愈，几剂良药病除"。

附原方：

川芎 15 克，白芍 20 克，柴胡 10 克，菊花 15 克，僵蚕 10 克，白蒺藜 15 克，蔓荆子 10 克，蝉蜕 10 克，钩藤 15 克，黄芩 10 克，栀子 10 克，牛膝 10 克。水煎服，每日 1 剂。

一则验方挽救了一个濒临破裂的家庭

方素诚

我好友的一位亲戚患阳痿多年，经过多家医院治疗均疗效甚微，夫妻感情由淡化发展到恶化，濒临破裂。我得知情况后，便将 1997 年 2 月 14 日《民族医药报》刊登的"壮阳补肾佳品数仙茅"这则验方（仙茅 6 克，淫羊藿 15 克，枸杞子 9 克，菟丝子 9 克，水煎，早、晚各服1次）推荐给那位患者。他仅花了12元钱，不到10天就医好了自己的阳痿。现在夫妻感情和好如初。

由于《民族医药报》提供的验方灵验，花钱极少，所用的药材各地都可买到，我深信该报会越办越好，并成为全国人民爱不释手的报纸。

"鼻渊散"治疗鼻窦炎有特效

李纪秋

1999年的下半年，我9岁的儿子经常鼻塞，出气不畅，特别是睡后憋气，到医院鼻科检查见鼻腔内红肿，似有一肉胞，诊断为鼻窦炎。医生开了许多消炎药，有内服的，有外用滴鼻的，治了近2个月未见好转。由于经济条件差，就没再继续治疗。2000年1月12日收到《民族医药报》，是2000年1月7日的报纸，它刊登的《冲泡鼻渊散治疗鼻窦炎20例》一文中的验方立即映入我的眼帘。我按验方捡了一剂药，研细末冲泡给儿子喝，儿子只喝了三分之二的药量，鼻腔的红肿物便消失了，出气也畅通了。我要特别感谢浙江的董光寿医师给我献上了这个特效方，感谢《民族医药报》刊登这样实用有效的验方。

"鼻渊散"治好我的鼻窦炎

闫宇奥能

我是一个多年的鼻窦炎患者，整天鼻涕流个不停，甚至在学校上课时，也流个不停，抽屉里塞满了擦鼻涕的纸，每天头昏、耳鸣、呼吸困难，实在痛苦极了。我看到2000年第1期《民族医药报》刊登的"鼻渊散"配方，抱着试一试的心态配了1剂，没想到第2天症状就有所减轻，第 6 天就彻底好了。祝愿《民族医药报》越办越好，成为广大人民群众的知心朋友。

附原方：

"鼻渊散"组方及用法：辛夷花、藁本、黄芪、菊花、苦丁茶、防风、川芎、羌活、独活、僵蚕、升麻、薄荷、甘草、白芷、荆芥、细辛各 30 克，苍耳子、蔓荆子各 60 克。共研末，每次 10～15 克，以沸水冲泡取汁服，每日 2 次。

"龙鱼散"令鼻窦炎不再复发

单春华

我每年都订有好几种报刊，但唯有《民族医药报》被我完整地保存下来，因为报上刊登的验方简单易行，疗效确切，而且永远也不会过时。每当我遇到医疗方面的难题时，我总是首先翻阅《民族医药报》。邻居小孩经常流鼻血，已有好几年，今年发展到鼻痒、前额隐痛、流大量黄脓色鼻涕，是典型的慢性副鼻窦炎。中医称之为"鼻渊"和"脑漏"。他以前经过种种治疗效果都不明显，我让其内服"藿胆丸"两瓶，外用《民族医药报》在 1992 年 7 月 10 日刊登的"龙鱼散"验方，将药撒入其鼻腔中，不到 7 天，诸症消失，直到现在也没复发。

附原方：

"龙鱼散"组方及用法：地龙 18 克，鱼腥草 15 克，薄荷 18 克，白芷 15 克，冰片 3 克。除冰片外，将上药烘干研末过 100 目筛后，再与冰片共研末装瓶密封备用。每日用消毒棉签蘸少许放入鼻中，每日 2 次。

治顽固性失眠有良方

李慧芳

今年 1 月 24 日，我收治了一位患有顽固性失眠症 25 年的患者，经医学院、县级医院等 11 家医院治疗均未奏效。我采用了 1999 年 11 月 29 日《民族医药报》刊登的"丹参、炒枣仁各 100 克，研末，每次 10 克，每日 2 次（第二次晚睡前 30 分钟服）"的方法，共治疗 21 天即痊愈，离院随访半年未见复发。今年中期，我用此法收治 5 例，其中 3 例痊愈；2 例好转。我经过 5 年的学习和临床实践，深深地体会到《民族医药报》确实实用，它刊登的单方、验方疗效显著，价廉易得，病人均乐于接受。

用好验方，筋骨疼痛全消

唐基兴

我村读者杨怀任，双足筋骨疼痛三年多，行动不便，白天不能劳动，夜晚不能入眠，服了不少药都不管用。后来翻阅《民族医药报》在 1996 年 12 月 13 日刊登的"治风湿关节痛的验方"：制草乌 16 克，制川乌 16 克，乌梅 16 克，牛膝 16 克，天麻 32 克，甘草 16 克。将上述 6 味药放入 50 度以上的 750 毫升白酒中浸泡 7 天后，每天早、晚各服 30 毫升。3 个月后，筋骨疼痛全部消失，之后未复发。

治鼻出血验方真灵

赵清华

　　邻居家有一个孩子经常流鼻血，我按照 1999 年 6 月 18 日《民族医药报》上刊登的"治顽固性鼻出血方"给予治疗：羚羊角 0.3～4.5 克，牡蛎、白茅根各 15 克，石斛、南沙参、麦冬（青黛拌）、夏枯草各 12 克，川贝母、黑荆芥、茜草根各 6 克，丹皮、牛膝、藕节各 10 克，薄荷炭 3 克，每日 1 剂，水煎服，并压迫止血。治疗效果很好，患者已半年多没再出血。邻居们都说《民族医药报》刊登的验方真灵啊！

生姜汁治久咳不愈

陈光华

　　我的老伴非常迷信西药治病。从今年 5 月开始，她患慢性结肠炎急性发作，相继两次住院，吃西药，打吊针。经过近一个月的治疗，好不容易把结肠炎急性发作给镇住了，没想到紧接着又多次严重咳嗽，咳得昼夜不宁，两胁和腹部肌肉都触摸不得，有时咳得口鼻出血，熬不住了就进医院打吊针，时好时坏，收效甚微。

　　我在忍耐不住的情况下，劝她不要总盯住一两个办法，不妨试用一下《民族医药报》在某年 9 月 29 日介绍的"治久咳不愈小验方"：食醋 15 毫升，生姜汁 30 毫升，冷开水 50 毫升炖服，连服 2 天。她试服 1 天，当晚咳嗽减轻，咽喉部位舒适多了，服用 2 天后咳嗽基本痊愈，至今未复发。病好后，她兴高采烈地逢人便说《民族医药报》真好，小验方作用大，凡见久咳不愈者就谈自己的体会，要他们试用这个小验方治疗。感谢《民族医药报》帮了我的大忙，并祝愿《民族医药报》越办越好。

三十余年的中耳炎治好了

王运动

我患慢性化脓性中耳炎34年，耳内流脓不止，听力减退，久治无效，痛苦万分。一年前，偶然见《民族医药报》上刊登有"治中耳炎验方一则"，其处方为：大黄6克，川黄连6克，白芷6克，黄柏3克，大叶桉树叶6克，虎耳草3克，草闾茹3克，加水煎成70毫升，用棉花过滤后，加入冰片3克、麝香3克，装入瓶内。用时先用双氧水洗净耳道脓液，再用配好之药液滴耳，每日2次，每次2滴，4日后耳内不再流脓。一年多来，不但中耳炎未见复发，而且听力增强。感谢《民族医药报》刊登的验方，仅用4天就治好了我的耳病，解除了我34年的耳病痛苦。

治不孕症方解除表妹的烦恼

李忠良

我表妹今年28岁，于1996年5月11日结婚，近4年了仍无身孕，医院诊断为输卵管阻塞不孕。为此，其家人与亲戚朋友都替她焦急。今年元月中旬，我从邮局拿回1月14日的《民族医药报》时，发现在第2版上刊登了一则"治疗痛经不孕症方"，我反复阅读了好几遍。然后我与妻子商量，拿给表妹一试。表妹按报纸上的验方试用了3剂，觉得身体舒服了很多，后来又服了3剂，正好遇上经行。她发现服药后，痛经也比以往好了许多，之后又连续服了10剂，身体一天比一天好，而且有一个月没来月经了。表妹去医院检查，结果已经有了身孕，当时表妹欣喜若狂。没想到这份报纸解除了我表妹几年的烦恼，更让我体验到了当一回医生的欣慰。

其处方为：当归 15 克，丹参 30 克，白芍 15 克，川芎 9 克，柴胡 12 克，香附 15 克，元胡 10 克，台党参 30 克，云苓 12 克，小茴香 15 克，熟地 15 克，川牛膝 15 克，炮姜 10 克。经行腰痛甚者加穿山甲 10 克、桃仁 10 克；黄体功能欠佳者加仙灵脾 10 克、巴戟天 10 克。于经前服药 3～5 剂，痛经程度较重而月经量偏少者，可于经前服药 8 剂。

喝药酒治腰痛

黄敬德

1995 年，我腰部出现剧痛，在医院做了核磁共振，诊断为腰椎间盘突出顽症，如手术需要一万元左右的费用，还要休息 3 个月以上。因费用太高，我没做手术。后来，我在《民族医药报》上找到了一则治坐骨神经痛验方，根据自己病情加大分量灵活用药，其处方为：当归、牛膝、白芍各 60 克，防风、威灵仙、土鳖虫、丹参、秦艽各 25 克，桃仁、红花、乳香、没药各 15 克，蜈蚣 8 条，白花蛇 2 条，甘草 10 克，冰糖 100 克。用好米酒 2.5 升浸泡，饮完再加酒复浸，结果饮药酒 3 天即见效，伸不直的腰能直起行走了，共饮了约 5 升的药酒，腰痛至今没有复发。就这样，我用了 100 多元钱买药和酒，喝药酒治好了病。《民族医药报》上的验方真是又便宜又实用啊！

巧用药方治"尿床王"

任纪海

我寝室一个外号叫"尿床王"的小张，晚上经常尿床，宿舍的工友都看不起他。他睡的床铺臭气熏天，他自己也很自卑，甚至想到过轻生。我把《民族医药报》上刊登的"治小儿遗尿症一方"，介绍给小张试用。小张按照处方用药，连用 20 多天，就治好了他 10 多年尿床的病症。过去，他脸色发黄，现在红光满面，人也精神多了。

附原方：

桂枝 10 克，白芍 10 克，煅龙骨 20 克，煅牡蛎 20 克，炒益智仁 8 克，乌药 6 克，甘草 6 克，桑螵蛸 10 克，生姜 5 克，大枣 10 克。每日 1 剂，水煎，分 3 次温服。5～10 剂见效，严重者可连服 30 天。

订一份报省三千元

胡炳全

我于 1998 年 9 月出现便血，求医于有名望、上等级的医院，用尽了中西药，病情只能控制，处于时好时发的状态。1999 年 10 月，我到一家大医院做肠镜检查，结论是要做手术治疗。当时我没有同意手术，回家后，用一位大夫的方药进行灌肠治疗，经过 2 个多月的灌肠治疗后息肉脱落。但到了 2000 年 9 月又出现便血。这次便血较为严重，时间也长，当时都没法说话，饮食以稀为主，纳少。2001 年 2 月，住进了大医院，打吊针 1 周后能说话了。出院后，改服中药 7 个月，于 2001 年 9 月又出现便血，后来求诊于医院肛肠科。医生根据 4 年病情诊断，要求我必须住院手术，住院费一共3000 元。开好了住院单，我回家准备钱的时候，邮局送来了 2001 年 11 月 23 日的《民族医药报》，阅读中看到第 3 版"止血民间食疗方"："瘦猪肉 100 克煮半小时，加入葱、姜、槐花各 10 克，再炖半小时，食用。"我照此方服用 1 周后血就止住了，因为经济困难就没去住院手术，省下了 3000 元。特别使我感到欣慰的是，我连续四年便血（每次均在 9 月），然而 2002 年的 9 月过去了，仍没有发病，说明此食疗方显神通。为此，万分感谢《民族医药报》，同时也深感《民族医药报》是我的良师益友，祛除我的病痛，减轻我的经济压力，给我带来了幸福和对生活的信心。

鸡肝、青葙子治夜盲症

陈德球

邻居李五婆，时年只有50多岁，却患了夜盲症，久治不愈。我把《民族医药报》上的"民间治夜盲方"介绍给她试用。处方是：鸡肝2个，青葙子20克。鸡肝煮熟切片，青葙子炒熟研末，将鸡肝蘸药末食之。她照方服用几次之后，夜盲症基本治好了。

此外，我使用《民族医药报》上刊登的"热水泡脚、按捏腋窝、拉耳防衰老"等养生保健方法，也取得很好的效果。可见，订阅《民族医药报》不但能让自己受益，而且还能帮助别人治疗顽疾呢！

验方治睑腺炎、盗汗立竿见影

谢 奖

睑腺炎，看似小病，但如果处理不好将迁延难治，以西医抗生素、中药清热解毒、民间热敷等治疗，虽都有效，但治疗时间长，一般要3～5天，有的甚至一个月未愈。我在十多年前就开始用《民族医药报》介绍的细线扎绑中指法治疗此病，100％有效。其方法是：任意取一条细线绑扎患侧中指第二指节中部（松紧适当）即可。

治疗盗汗症，我用甘蔗叶、浮小麦各适量泡水代茶饮，同时用五倍子、五味子等份研末敷脐，起到了立竿见影的效果。

食疗方治愈腹泻顽疾

龙安国

我患腹泻之疾已久，服了许多中西药均未痊愈。后来，我看到《民族医药报》上刊登的《脾胃虚弱食疗》一文，其食疗方法是：猪肚1具，黄芪200克，山药、山楂各100克。将猪肚洗净切碎，黄芪用纱布包好，然后将猪肚、黄芪、山药、山楂放入锅内，加水适量炖至猪肚熟烂，加入适量姜丝、盐、黄酒、酱油等调味品就可食用。1具猪肚可分4次食完，每日服3次。

我照此方服用第四天后大便正常，久治不愈的顽疾竟然治愈了。我喜出望外，高兴之余挥毫疾书写下本食疗用方体会，以示对《民族医药报》的感谢之情。

治小儿腹泻方疗效确切

李典云

《民族医药报》在1998年5月29日刊登的《治疗小儿腹泻20例》一文，经笔者临床验证，治疗小儿腹泻37例，疗效颇佳。在37例患者中，年龄最小者6个月，最大者7岁，平均年龄为2.8岁。其中男性患者24例，女性患者13例，病程平均为3.8天。用报上刊登的验方治疗：肉豆蔻6克，丁香5克，炮姜6克，伏龙肝（灶心黄土）9克（先煎），苍术6克，参须3克（另煎），扁豆10克。每日1剂，水煎服。有脱水者同时补水，全部病例均不使用抗生素、抗病毒等其他止泻药，用药后病人症状和体征明显好转，一天拉大便少于6次。结果，治愈32例（86.5％），好转5例（13.5％），总有效率为100％，平均治愈天数为2.1天。《民族医药报》刊登的验方真灵啊！

验方解除我的肝郁腰痛症

何福生

我患有肝郁腰痛症，一次偶然的机会在《民族医药报》上看到了《腰痛有别治法不同》一文：醋柴胡、炒枳壳、广陈皮、制川芎、制香附各 10 克，杭白芍 25 克，炙甘草 5 克。每日 1 剂，水煎服。我按照上述处方仅用了 2 剂，就治愈了肝郁腰痛症，而且近年来均未复发，我非常高兴。

穴位注射法使咯血病不再复发

刘正平

我于 1997 年冬天患过咯血病，去医院先后打点滴和服中药治疗了一个多星期，花去不少医药费，尽管症状稍有减轻，但是不见好转，停药后第 3 天又复发了。

后来经妻子提醒，我去查找已订阅多年的《民族医药报》上刊登的验方。经过翻阅，终于找到用安络血（卡巴克洛）注射液在涌泉穴位注射的验方。按方治疗后取得良好的效果，注射费和药费不到 10 元钱。如今已过去 15 个年头，我的咯血病再没有复发过。

操作方法：

取涌泉穴。患者仰卧，在足底中线的前中 1/3 交点处，当足趾跖屈时，足底前呈凹陷处，即为涌泉穴。局部皮肤进行常规消毒，采用 5 毫升注射器上 6 号针头，取安络血（卡巴克洛）针剂 2 支，共 20 毫克，在选好的双侧涌泉穴处，用快进针插入，待有针感后快速注射，每侧 10 毫克，一般无须重复注射，而且不必用其他止血药物。

用方治半身不遂，生活基本能自理

张志远

我的老伴半身不遂，生活难以自理。有一次，我看到《民族医药报》上刊登的《中风引起的半身不遂》一文，其处方为：芝麻梗50克，豨莶草、臭梧桐各25克。水煎分2次服，每日1剂。我抱着试试看的心态，按照此方给老伴用了两个半月。现在老伴的病有了好转，基本能够自理了。

菟丝子入药，去除坐骨神经痛

许志泉

我今年75岁，早年患上了腰椎间盘突出症。最近坐骨神经痛这个老毛病复发，从今年3月起针灸40多次，效果甚微，又推拿治疗6次，花费了几千元，酸痛麻的感觉不见好转。心情烦躁之下，我翻阅了十几份《民族医药报》，看见《菟丝子入药治慢性病》一文，里面有一条："男性（尤其是老人）腰膝酸痛，下肢无力者的处方：菟丝子、怀牛膝各15克，水煎服。"我抱着试一试的心态，服用了20日，立竿见影，腰腿部酸痛麻基本消失，花费才几十元。

治突发性耳鸣的用方体会

范代冲

我是一名乡村中医，临床应用了不少《民族医药报》上的验方，医治好了不少患者的疾病。

现举一例：王某，男，46 岁，2012 年元月突发性耳鸣，我用《民族医药报》上的小验方：麦冬 20 克，柴胡 9 克，山萸肉 15 克，熟地 20 克，山栀子 9 克，川芎 9 克。水煎服，10 日后明显好转。所以我要长期订阅《民族医药报》，并用报上的医药知识让更多的患者受益。

《民族医药报》，个个都称赞

黄金朋

不久前，我的老伴患了口腔溃疡，又辣又痛，并且伴有大便秘结，小便尿黄，很不好受。医院口腔科医生诊断为体内缺少维生素所致，于是遵医嘱服用了维生素 B_6、维生素 B_{12} 和五维他口服溶液等，但效果都不好。

无奈之下，我想到了《民族医药报》，结果在报上找到了一则由脾胃积热所致的口腔溃疡药方：栀子 12 克，黄芩 12 克，连翘 12 克，大黄 10 克，黄连 10 克，竹叶 10 克，薄荷 8 克，芒硝 3 克，甘草 8 克。水煎服，每日 1 剂。老伴服了 4 剂后就痊愈了。

全家老少皆大欢喜，个个都称赞："《民族医药报》真是我们的家庭医生啊！"

用方治疗面肌痉挛症的体会

赵书珍

我几年前得了面肌痉挛症，前段时间在网上看到一个方子，即把药打成粉用蜂蜜调和贴肚脐，外用伤湿止痛膏固定，同时服用卡马西平和苯妥英钠。我按照这个方法试了一下，第一天没有什么动静，第二天就觉得肛门和生殖器处瘙痒，第三天瘙痒难耐，小便时一看，吓了一跳，龟头起泡溃烂渗水，包皮水肿。我随即把肚脐药去掉，停用两种西药，随后用栀子泡酒涂患处，无效。后改用海螵蛸，将海螵蛸碾为细末，直接撒于患处。这样倒腾了几天，不见效果，而且越来越严重，疼痛加剧，包皮肿胀透明如球，龟头发紫，嵌沟内渗出黄色液体，大有烂掉之势。

当时我的内心很恐慌，焦虑，失眠，不知所措，打算次日到单位请假去城里找男科医院检查到底得了什么怪病。事有巧合，这时邮递员送来了 2014 年最后一期的《民族医药报》。当我看到第 4 版《龙胆泄肝汤临证新用二则》一文时，眼前一亮，反复阅读，感觉我的病有救了。此病是药物引起的疱疹，怪不得海螵蛸不起作用。

按照报纸上的说法，我随即熬花椒盐水，用药棉轻轻擦洗干净患处，并抹上红霉素药膏，内服龙胆泄肝汤加减：龙胆草、黄芩、柴胡、栀子、车前子、连翘各 10 克，金银花、丹皮、泽泻、大青叶各 12 克，生地、茯苓、土茯苓各 15 克，甘草 5 克。同时服用扑尔敏（氯苯那敏）、阿昔洛韦片、维生素 C、牛黄解毒丸。结果第一天疼痛就减半了；第二天疼痛消失，肿胀慢慢消退，龟头恢复原色；第三天一切症状消失，唯有龟头处疱疹未消退。这时药毒已消，再敷海螵蛸，几天后脱痂而愈，真是奇妙，连我的面肌痉挛症也已减轻了不少。

这是我的亲身体验，在此感谢献方者欧阳军先生，如果不是他写的这篇文章，我不知道又要花多少冤枉钱了。非常感谢《民族医药报》这个平台，为我们解决了很多生活中的病痛。

附原文：

龙胆泻肝汤临证新用二则

欧阳军

1. 阴挺治案　黄某，女，40岁。2013年5月7日初诊，带下量多，色黄而臭，阴部灼热，瘙痒疼痛，心烦易怒，难以名状，平常阴部下坠，近来尤著，不能坐凳，就诊时唯有站立。妇科检查：子宫脱垂，宫颈糜烂，外阴部溃疡，带多色黄成块。证属肝经湿毒下注，治以清泄化毒利湿之法。拟方：龙胆草、山栀子、黄柏、地肤子各10克，柴胡4克，车前子、泽泻各12克，生地15克，土茯苓30克，升麻、制大黄各5克。水煎服，每日1剂，连服6剂，配合外洗方（金银花、紫花地丁、蒲公英、蛇床子各30克，黄连6克，苦参15克，黄柏、枯矾各10克），煎水熏洗坐浴。服药6剂后带下转白，阴部灼痛、少腹下坠症状均减，妇检外阴红肿消退，溃疡亦小，苔仍薄黄腻。原方减量继服4剂，诸恙递减，子宫复位，继以益气运脾化湿3剂善后。

按：阴挺多属中虚气陷，然患者黄带量多，阴肿破溃，湿热下注已为病之要害，若再事补益，必火上加油，投以龙胆泻肝汤加土茯苓、地肤子、黄柏解毒利湿，阴肿消，带下减，阴挺复位。

2. 子痈治案　唐某，男，41岁。2013年8月6日初诊，右侧睾丸肿痛伴寒热2天。刻诊：阴囊皮肤微红，触之灼热疼痛，右侧睾丸肿大，头痛发热，体温38℃，小便短赤，舌苔黄，脉弦数。证属湿热下注阴囊，厥络气血凝滞。治以泻肝火，清湿热，兼和气血。处方：龙胆草、柴胡各6克，山栀子、黄柏、黄芥子、生地、川楝子各10克，车前子（包煎）、赤芍各15克，蒲公英30克，甘草5克。水煎服，每日1剂，连服6剂后，热退症减。继服3剂而愈。

按：子痈，西医称为急性睾丸炎，系足厥阴肝经所络，故肝经湿热下注外背，可见睾丸肿痛，治以清泄和络之法，药中病机，取效迅速。

我的用方体会

巧用韭菜籽、蜂蜜治便秘

曹泳胜

去年，我因体质差，患了便秘，最怕上厕所，服用了许多西药也没什么效果。一位朋友来家玩时叫我用蜂蜜试一下，说此方法好。我即按朋友介绍的方法服了一个疗程，后来大便畅通了很多，这真是个好方法！今天特献方法和大家分享。

1. 用韭菜籽 1000 克，去除杂质，用铁锅在文火上焙干存性，再将其碾成粉末，然后加蜂蜜 1000 克调匀为丸备用（丸颗粒可大可小），每日服 3 次，每次 50 克，饭后服用。

2. 蜂蜜用温开水冲稀后服饮（不宜用热开水）。蜂蜜用量以口尝蜂蜜水感觉到甜为度，每天上午和下午各喝 1 杯，每杯量大约 200 毫升，同时吃 1～2 个香蕉，连吃 2 天，大便就畅通了。若便秘十分严重，可以多吃几天，使大便软化畅通。

以上两则效果都一样，可以搭配用，可以单项用，各服 1～2 个疗程即可。

盗汗、牙痛快速治愈

陈千余

我患晚间盗汗两年多、牙痛四个多月，找过一些医生，反反复复很难治愈。后来，我按照《民族医药报》在 2004 年 2 月 27 日介绍的民间治盗汗方、治牙痛小方的治病方法去做，半个月内就治好了，一直没有复发，全家人都感激不尽。

附原方：

民间治盗汗方
蔡姬婧

1. 取五倍子适量炙干研成细末，稍加些稀米浆调成糊状（或用唾液拌和），填入脐中，外用胶布或膏药覆盖，勿令泄气，每日1换，2次即愈。主治盗汗。

2. 鸡蛋5枚。将鸡蛋外壳周围轻轻敲碎，不得损伤内白膜，浸童小便内一昼夜，取出加清水煮熟食之，每日1～2次，2次即愈。主治阴虚盗汗。

治牙痛小方二款

路 瑶

1. 北细辛4.5克，桂枝3克，高良姜5克，薄荷末4克，冰片0.5克。先将前3味药一起研为细末，然后加薄荷末、冰片研为极细末，密封贮存。用时取少许药末吸入鼻孔内，左侧牙痛用右侧鼻孔吸。一般牙痛在吸入后可马上止痛。

2. 枸杞根2根，不需水洗，将根部泥摔掉，基本干净后，置容器中，放入7个紫皮鸡蛋，加适量清水煮熟。再将鸡蛋弄破再煮10分钟，让枸杞水浸入鸡蛋内。待凉后，一次将7个鸡蛋吃掉，并喝余汤。如仍有微痛，次日如法再治一次，多可痊愈。

固齿止痛妙方有特效

廖玉元

有一段时间，我的牙齿时不时发痛，正如俗话所说的"牙痛不是病，痛起来真要命"，弄得晚上不能就寝，坐立不安。每次到医院打吊针至少是两三天，最长是一个星期，花医药费几百元不说，还在以后日子里同样经受牙痛的折腾。2014年10月31日《民族医药报》第4版刊登了《固齿止痛妙方二则》的文章。我认真对比案例和自己牙痛的症状，选择了牙痛验方一，到药店买来了需要的药浸泡一个星期，以便以后用。当牙齿再次疼痛时，将这药含入口中，奇迹发生了，疼痛慢慢缓解，使用几天后还发现原来松动的牙齿也慢慢变紧了。几十元购买的药竟取得如此效果。感谢你——《民族医药报》！

附原文：

固齿止痛妙方二则
张廉方

俗话说："牙痛不是病，痛起来真要命。"医院治疗牙痛往往将牙神经切除，但局部组织均有不同程度的受损，病人因惧怕而不愿接受切除术治疗。现提供二则验方，供参考。

1. 牙痛验方。荜茇10克，细辛10克，高良姜10克，冰片1克，白酒100毫升。诸药装瓶，加入白酒浸泡7天后使用。取药棉蘸药液塞于患处，合齿咬合5～10分钟后吐出，每日2～3次。此方具有消炎、固齿、止痛、防蛀的功效，用于风火牙痛、牙龈红肿、虫蛀牙痛、神经性牙痛等症。

2. 治神经性牙痛验方。羌活10克，姜黄10克，路路通10克，防风10克，川芎10克，赤芍12克，薏苡仁30克，陈皮5克，炙甘草5克。水煎2次，合并药液，分早、中、晚3次，饭后服，每日1剂。此方具有祛风除湿、行气通络的功效。

中医认为，上庭四齿属心，下庭四齿属肾，左上盘牙属胆，左下盘牙属肝，右上盘牙属大肠，右下盘牙属肺。可见左下盘牙属肝，而肝主筋，筋主血脉，血脉通则不痛。其病机多属风寒湿热之邪痹阻或痰瘀阻滞经脉，以致"不通则痛"，治疗当以通络入手，风则疏之、寒则散之、温则化之、热则清之、气滞则行之，痰瘀则消之或化之，令气血流畅，则经气舒通，诸症自平。

吃猪脑根治头痛症

张志远

我患头痛病多年，经用多种药物和针灸治疗都没有根治，时好时痛。后来采用《民族医药报》上的验方，用猪脑治疗，不到 10 天，痛感即消失，治愈至今 20 多年没有复发。

方法：将猪脑洗净装入碗内，不用盘，不加水，用锅蒸熟趁热吃下。两个猪脑为一次用量，能多吃也可，每日早、晚各吃一次，七天即可显效。

连须藕节祛除鼻息肉

郭生明

上个月，我鼻孔内长了 3 个息肉，呼吸不畅，很不舒服。我便打开《民族医药报》合订本寻找方子，结果找到了一个不花钱又极灵验的单方。经过七天治疗，息肉自行脱落，又在患处继续施药 2 天，全好了。《民族医药报》有如此灵验方子真好，报纸又便宜，我今后要好好宣传，让村民们多订阅。

读者如患有息肉的，可按此方法施治，如果您有这份《民族医药报》，也可剪辑，很有用的，既是人生中的一种生活乐趣，又可增长医疗知识。

附原方：

治鼻息肉方

连须藕节数个，洗净泥，切细晒干炒松，研成细末，用纱布筛出细粉，将药棉蘸消炎药水，再蘸上藕粉末塞进鼻息肉处（为什么要蘸消炎药水呢？因为如果光是放上藕粉，呼吸进去通向气管让人极为难受）。每日换五六次，7日后息肉会自行脱落，脱落后再塞2日就全好了。

治疗水肿的良方：消水圣愈汤

梁庆森

古方"消水圣愈汤"可治各种水肿症，为中医所熟知的经验方，每每用之，皆获得良效。

广西玉林市中医中药研究会秘书长曾守邦老中医，生前擅用消水圣愈汤治愈不少水肿病患者。现把其运用此方的经验摘录于下，供同道和患者参考。

处方和用法：肉桂3克（如无优质肉桂，以6～9克桂枝代之），天雄5克（如无正品，用6～9克熟附子代之），麻黄（夏天用2克，冬天用4.5～5克），细辛1.5～3克，知母9～12克，大枣6枚（或小红枣10枚），生姜2片。若小便短少、肿甚者，加防己10克。水煎，分早、晚2次服用，每日1剂。

据曾老介绍，从上半身起至下半身水肿者，为心脏水肿；反之，从下半身起至上半身水肿者，为肾脏水肿。肿时用手指头按陷皮肤，其指窝皮肤不易升起恢复原状者，为气虚不达表，兼用补中益气汤，重用黄芪至50克、茯苓至100克治之。水肿严重者，处方中不宜投甘草；饮食忌食盐而改用"代用盐"。如下肢肿甚者，另以麻黄50～70克、紫苏叶100克煎水泡脚，每次20分钟左右，每日2次，以辅助治疗。

据笔者临床验证，此方对癌症水肿者疗效不高。

此外，民间验方治孕妇水肿：鲤鱼1条（250克以上），赤小豆150～200克，同煲至鱼熟透、豆亦烂为度。饮汤并吃鱼、豆，服用2～3次即消肿。

一年花费 37 元，小脚抽筋不见了

梁秋湄

近些年来，我在晚上睡眠之时，经常会发生小腿抽筋的现象，有时甚至一个晚上会间歇发生多次，每次往往可持续十多秒钟至两三分钟之久，不仅疼痛难忍，苦不堪言，而且严重影响睡眠质量。

当初，我曾经认为小腿抽筋是由于缺钙引起的，于是服用钙片治疗，令人深感失望的是毫无疗效；又先后使用过从各种报刊上看到的偏方、验方，但也疗效甚微。

2014 年秋天，我看了 2014 年 8 月 29 日的《民族医药报》第 7 版"健康生活"专刊上刊出的《小腿抽筋的原因与对策》一文后，才知道中老年人小腿抽筋大多与腿部血液循环障碍有关，是由于中老年人的动脉硬化，导致腿部血液供应减少，人在白天活动时，肌肉的收缩与舒张，腿部血液循环基本保持正常；而到了晚上睡眠时，腿部血液循环自然会减慢减少，一些代谢产物不能被血液带走，积累在腿部肌肉中，当代谢产物达到一定浓度时，就会刺激肌肉产生收缩而发生小腿抽筋现象。

于是，我按照这篇文章所介绍的方法，服用维生素 E 胶囊（维生素 E 胶囊每粒规格为 100 毫克）与藻酸双酯钠，每天早、晚各服 1 粒，服药 10 天左右，即见疗效；用药半个月后，晚上睡眠时小腿抽筋现象已基本消失。为了巩固疗效，我改为每晚服一次，连服 3 周后即停药；间隔约半个月后，又每晚服 1 次，一周后即停药。如此反复，现在晚上睡眠时小腿抽筋现象完全消失了。

我认为，许多医院为了获取更多的经济利益而坚持"过度检查、过度用药、过度治疗"。在许多患者"看病难、治病贵"、"谈医院色变"的今天，每年花费 37.2 元订阅一份《民族医药报》，无异于请来一位"家庭好医生"。《民族医药报》实在是广大读者（患者）的福音。

综合篇

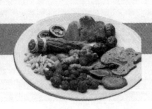

农家的良师益友

罗日登

　　我是个农民，每天不是下地就是上山，时常有些小病小伤发生。今年初，听朋友说《民族医药报》刊登有很多实用的民间验方，很适合农村人家临时急用。于是，我便到邮电所订了一份《民族医药报》。

　　订报后，果然给我带来许多好处。一次，我的孩子受寒发病，边哭边说腹痛。我看了《民族医药报》上刊登有胡椒能治腹痛的验方，便找来20粒胡椒研成粉末，涂在小儿的脐眼和两腮，一个小时后，孩子哭声停止，腹也不痛了。今年7月"双抢"大忙的一天早上，我不慎被一锅滚粥烫到右脚，脚面受伤严重。我又记起该报登有生姜汁治愈烫伤的验方，就叫儿子到菜园挖来生姜捣烂，取汁加鸡蛋涂上几次。五天后烫伤痊愈，我能下田插秧了。《民族医药报》真是我们农家的良师益友。

五加皮中毒的救星

师先勤

　　我是一名医药工作者，自制五加皮药酒治疗久治未愈的风湿性关节炎。开始服时没啥感觉，时间长了，我便得了一种怪病，从右脚的次趾、中趾、第四趾、脚尖向全脚、全腿、右上肢转向胸部腹部，直凉到肛门，又直上头部左边大脑，继而又由脑后凉向头顶再凉向前脑，最后左眼、左边嘴活动不便，脑门、双侧股部出凉汗。自以为得了偏瘫，到医院做了心电图、脑电图、血流变检查，确认为缺血性心脑病，服中西药无效，从而产生了轻生的念头。

偶然的机会，从1992年3月27日的《民族医药报》第3版上看到五加皮中毒的解救一文后，我猛然醒悟：我是超量服用药酒中毒的结果。于是，我按照解救方剂：绿豆250克，甘草50克，煎水分2次服，口服1剂。10天后病好了一半，现还在继续治疗中。

我衷心地感谢《民族医药报》，是它救了我的命。之后我向朋友们宣传，让更多的人订阅这份报纸，可以从报上得到防病治病的健康知识。

附原文：

八角枫、五加皮中毒的解救

黄善文

八角枫具有止血、止痛、祛风湿之功。其根须又名白龙须，含毒量最高。其内服治疗量与中毒量接近。常服量不可超过5克。中毒主要症状：面色苍白，呼吸浅而慢，肢体萎软，不能活动。解救药方：莱菔子50克，甘草25克，加水煎至150毫升，温热内服。

五加皮为祛风除湿、强筋骨、益肝肾的要药。内服常用量为15～25克，中毒量为50～100克。中毒主要症状：四肢麻木，端肢厥冷，皮肤苍白，视力模糊，血压先升后降。解救药方：①甘草25克，绿豆50克，水煎，分2次服；②心律失常时，干姜10克，附子20克，甘草10克，葱白2节，加水600毫升，煎至300毫升，分2次服，每2～4小时服1次。

你长大了十岁，我多活了十年

何情一

十年前，我已63岁，那时患有高血压、哮喘、腰椎骨质增生、风火牙痛、皮肤瘙痒等疾病，这些病让我花掉了1万多元的医药费（不包括住院费），还折磨得我不想活下去了。

1988年，我因患高血压病，在县中医院住院近1个月，出院后，

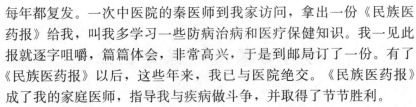

每年都复发。一次中医院的秦医师到我家访问，拿出一份《民族医药报》给我，叫我多学习一些防病治病和医疗保健知识。我一见此报就逐字咀嚼，篇篇体会，非常高兴，于是到邮局订了一份。有了《民族医药报》以后，这些年来，我已与医院绝交。《民族医药报》成了我的家庭医师，指导我与疾病做斗争，并取得了节节胜利。

如该报纸第 458 期介绍醋对人体有十大功劳，我从中学会了用醋降低血压。两年来，降血压的老将——尼群地平片、降压灵都永远与我告别了。该报纸第 379 期治哮喘方，让我懂得购买木鳖子、桃仁、杏仁、白胡椒各适量，共研成细末，用鸡蛋清调匀，敷在定心上，现在冬天也不喘了。

该报纸第 379 期止痒验方第一项中，用大蒜止痒。我过去因全身年年痒，什么药都搽了，还是不断根。我把大蒜（后来加了点盐）捣泥揉擦患处，两年未见复发。

该报纸第 413 期介绍了治风火牙痛小验方。我牙痛多年，什么生石膏、冰片、生姜等单方、复方都试了，可就是不断根。我按照小验方，采用村旁的嫩柳枝、栀子、大枣肉，亲自熬药喝汤。喝了10 多次，两年来的牙痛病好了，再未复发，我的老牙又可以与猪骨、鸡骨打交道了。

还有一些老年病，如报纸第 434 期介绍的治疗小便失禁验方，第 437 期的治疗老年脱发验方，还有其他一些秘方（包括治疗内科、外科、五官科、皮肤科、小儿科等疾病），我都用过，每用获益。

我的好老师——《民族医药报》，今年我已 70 多岁了，你也快10 周岁了，真是"你长大了十岁，我多活了十年"！您还年轻，愿您为人类的健康做出更大的贡献。

妈妈的挚友和保健医生

曾 丽

　　妈妈初识《民族医药报》时还在上班，当时她的身体不是很好，经常发烧头痛、咽喉痛。于是，单位就安排了一个较轻松的职位给她，在门卫室上班。妈妈当了门卫后就帮着发放报纸，所以也就有机会接触到各种报刊。妈妈的一位朋友见她身体不好，就说："我订有《民族医药报》，报上有很多医疗保健养生知识，你可以看一看。"自从妈妈看了那一期的报纸之后就喜欢上了《民族医药报》。只要有新的《民族医药报》送来，妈妈都要借来看一下，看到一些好药方和养生之道都特别留意，在未还给别人之前都反复地多看两遍，并且还把好的保健方法抄下来。不久，妈妈退休了，不能再借别人的报纸看了，可是她忘不了《民族医药报》。于是，就到报刊亭打听《民族医药报》每期出版的时间，以便购买。可惜还是有一两次卖完了，没有如期看到报纸，她觉得少看了一期都很可惜，心里很不舒服。为了不再发生这种事，妈妈决定订阅《民族医药报》，以确保能如期看到每一期的报纸。就这样，她从借报、买报到订报，逐渐成了《民族医药报》的忠实读者。我曾问过妈妈，这报纸有什么好看的？妈妈说，这份报纸好处可多了，内容丰富，有介绍新的疗法，有各种疑难杂症的治疗处方和各种养生之道。她以前早上起床总感到气紧呼吸困难，后来就试着按报上的药方抓药回来吃了几回，感觉不错，现在早上起床不再气紧了，呼吸顺畅多了，再加上参加晨运，身体也好了很多，不再犯头痛、发烧等老毛病了。直到现在，妈妈依然订阅《民族医药报》，并把每一期好的内容摘抄下来，注明是哪一年哪一期第几版的内容，像目录一样有序。现在，就连我这个做女儿的也爱上了《民族医药报》，这都是受妈妈的影响。这么多年来，《民族医药报》已成了妈妈的好朋友和保健医生。

《民族医药报》名不虚传，验方屡用屡验

汤舒婷

《民族医药报》的确名不虚传，是我们民间医生的良师益友。我按照该报刊登的验方屡屡试用，均得到了满意的效果，治愈患者不计其数。我治疗的几例特殊病例如下：

1. 廖某，女，18岁，1992年10月16日早上8时，突觉周身紧绷不适，渐感胸部有抽拉感，接着双乳房下陷如洞，精神极度紧张，家人送来我处诊治。见患者脸色青紫，双目微闭，呼吸紧迫，乳房内缩，我按该报介绍的疗法，取药线点灸攒竹、头维、乳根等穴，5分钟后患者长吁一口气，即一切恢复如常了。

2. 郑某，男，42岁，1997年11月30日到我处就诊。自诉：昨晚凌晨3时，突被一阵剧痛惊醒，起床查看，见一条小手指大的蜈蚣爬在蚊帐角，痛处有伤口、血痕，可能是被蜈蚣咬伤。我按1997年11月28日的《民族医药报》验方版《治蜈蚣咬伤民间效方》治疗。

附原方：

治蜈蚣咬伤民间效方

邱锦铨

1. 被蜈蚣咬伤后，立即取五灵脂（中药店有售）50克研成粉末，用冷开水调敷患处，药末干了再换敷第2次。用此方治疗3例，敷药后立即痛止，2～3天痊愈。笔者于去年8月被蜈蚣咬伤右食指，用此方外敷3天即痊愈，治愈率达100%。

2. 被蜈蚣咬伤后，因药店远一时买不到五灵脂，急捉大公鸡1只，用手抓住公鸡的脚（只用公鸡，母鸡或项鸡无效），让公鸡的头向下，脚向上吊住，数分钟后公鸡嘴便流出一种体液，即口液，用小口碗盛公鸡口液，然后用此液涂患处，一般1～2小时涂一次，2～3天可获痊愈。

集报往事

徐焕东

20世纪80年代末，南国报园绽开了一株艳丽芬芳的花朵——《民族医药报》。结识《民族医药报》已经九年有余，我几乎是伴随着它的诞生而相识，如今往事历历在心头。

在丰富多彩的人生旅途中，我步入了收藏园地，染指集报不觉十余载，通过学报用报，增长知识，开阔了视野。平时，广交各地报友，互赠报纸，调剂余缺，既丰富了藏品，也增进了友谊，于是便有了集报以来的第一张《民族医药报》。那是一张1989年1月15日第2期的《民族医药报》，崭新的内容，芳香的油墨，沁人心脾。我手捧报纸，感激万分，报纸缘，一报友情，初识印象使我难忘。

几度春秋，花落花开，我始终没有忘记《民族医药报》，常阅常新，报海泛舟，受益匪浅。每当我豪情满怀，触景生情之时，便会欣然提笔，抒发一番阅报、用报的雅兴。曾记得1992年7月，我的一篇拙作《集报开阔我心怀》见于《广西日报》上，其中不乏对《民族医药报》由衷的感怀："《民族医药报》会使你成为一名家庭医生，医药良方可信手拣来，不乏药到病除，迅速地解除病人之痛苦。"寥寥数语，虽是轻描淡写，却是我多年来集报用报的结晶，真情的再现。每当茶余饭后，端起报纸，品赏"豆腐块"的芳香时，便觉兴趣盎然，心神驰往，喜不胜言，让我尝到了报园耕耘收获的欢欣。

如今，我阅读《民族医药报》的劲头不减当年，我爱集报，更喜欢《民族医药报》，它将一如既往地成为指导我保持健康人生的家庭医生。

喜读"长寿经"

胡剑楼

我是《民族医药报》的老读者，每次看到它就像步入医苑百花园中，一派杏林春色，美不胜收。"长寿经"专栏就是园中一角，据初步统计，1997 年"长寿经"专栏共发表 38 篇长寿文章，至 1998 年 8 月中旬止，已介绍长寿经验 25 篇，每篇文章都给人们一个启迪，让人受益匪浅。如 1997 年介绍的《老年人应如何养生》提到节劳欲、惜精神、保持适当运动、没病少吃药，这些的确都是经验之谈。又如 1998 年刊登的《良好的情绪能益寿》《近绿者寿》《呼吸到脐，寿与天齐》《老年养生应以饮食为本》《胸襟宽阔寿自长》等经验都很宝贵。再者，1997 年 9 月 5 日刊登的《凉开水与人体健康》和 1998 年 8 月 14 日刊登的《老人与水》，介绍水可以作为强化剂、镇静剂、泻剂、发汗剂、兴奋剂和新陈代谢促进剂，还能治病提高人体生命力和免疫功能，确实是"人可三日无友，不可一日无水"。一年来，我逐渐养成每天喝杯凉开水的习惯，我期望"长寿经"专栏有更多更好的长寿之道，让每位读者都长寿延年。

报纸一张，良医一个

李海清

从 1994 年开始，我连续订阅《民族医药报》已有 5 年了，每期报纸一到手，如获至宝，然后把那些民间秘方、单方一一抄写下来，反复思考，反复验证，这些验方确确实实起到了有效的治疗作用。

1996 年 12 月 6 日《民族医药报》第 3 版刊登的《鸡血藤药用种种》一文中的验方，对治疗四肢麻木、腰腿痛、白带异常、经闭贫血等，均能达到一定的效果。又如患儿赵某，男，4 岁，于 1997 年 10 月 20 日住进县人民医院急诊观察室，经两天两夜的观察、打针、服抗菌药、输液等，均未能控制腹泻、发热。后来到我诊所就诊，我按照《民族医药报》在 1996 年 12 月 13 日第 3 版刊登的《止泻散治疗小儿腹泻》一文中的方药给予治疗，经过一天一夜的观察，患儿共服了 4 次药后，当晚腹泻就被控制住，发热也退到了 38 ℃；第二天早晨，饮食增加了；过了三天，该患儿一切恢复正常。通过这次治疗，我深深地感受到《民族医药报》真是值得信赖的良师益友。

附原文：

鸡血藤药用种种

陈国华

鸡血藤，性温、味甘苦，入肝、肾二经。因为它具有补血行血、通经活络之功效，所以临床上随证组方，可用来治疗下述病证。

1. 治四肢麻木：鸡血藤 30 克，桑枝 15 克，白芍 18 克，水煎服，连服 5～7 天。

2. 治腰腿酸痛：鸡血藤 24 克，防己、续断各 18 克，桑寄生、金毛狗脊各 15 克，当归 12 克，水煎服。

3. 治腰痛白带：鸡血藤 30 克，金樱根、千斤拔、杜仲藤、旱莲草各 15 克，水煎服。

4. 治血虚经闭：鸡血藤 30 克，当归、丹参各 15 克，水煎服，久服必效。

5. 治痛经：鸡血藤 24 克，川芎、益母草各 15 克，水煎服。

6. 治风湿痹痛：鸡血藤、海风藤、石楠藤、豨莶草、桑枝、五加皮各 15 克，水煎服。

7. 治放射引起的白细胞减少：黄芪、鸡血藤各 30 克，水煎服。

8. 治再生障碍性贫血：鸡血藤 60～120 克，鸡蛋 2～4 个，红枣 10 枚，加水 3 碗，煎至大半碗（鸡蛋熟后去壳再煎），鸡蛋与药汁同服，每日 1 剂。

"止泻散"治愈小儿腹泻

邓朝纲

止泻散药物组成：灶心土 3 份，肉豆蔻 1 份，鸡内金 1 份，罂粟壳 1 份。将上药混研为细末，即成"止泻散"，贮瓶备用。

治疗方法：先用淡盐水洗净小儿脐部，待干，取止泻粉适量填入脐中，然后用伤湿止痛膏固定，每日换 1 次，轻者 2 次即愈，重者 3～6 次可愈。在治疗时，停用其他药物。

"止泻散"重用灶心土（又名伏龙干）以温中收涩；肉豆蔻味辛、性温，理脾温胃，涩肠下气，治小儿伤乳、吐乳有特效；罂粟壳涩肠止泻、行气止痛；鸡内金助消化，治食积腹胀、呕吐反胃及止泻痢。故诸药合用而疗效显著。加之系外治之法，将药物填于脐中（神阙穴），让药物在此处易于吸收，使药物直达病所而发挥作用。这样既避免和减轻了小儿服药打针的痛苦，又给治疗带来了简便，颇受患者欢迎。

好验方使我走上健康之路

徐相恒

我是一名教师，现已退休七年，由于几十年的工作劳累，退下来后身体状况不佳，耳鸣、耳聋、腰腿酸痛等毛病接踵而来。我曾多方求医治疗耳鸣，均无明显效果。

自从去年订阅《民族医药报》以来，我按报上刊登的有关治病、防病的原则，把治疗的方法认真研究后加以实践，使身体的健康状况逐步得到了改善，走上了健康之路。我患有耳鸣、耳聋，虽不属什么大病，但发作（间歇性）时弄得头昏脑涨，夜不成眠。我曾求助于气功，但做了一年多也无明显效果。后来看到《民族医药报》上刊登的"按摩聪耳法"、"消除耳鸣有妙法"之后，我按要求早、晚各做1次，现已初见成效，耳鸣发作次数减少了，鸣声变弱了，更可喜的是晚上可以睡觉了。同时，我又根据该报纸介绍的"热水洗脚胜吃补药"的方法，坚持睡前用热水洗脚，每次洗 20～30 分钟。这样，晚间再也不愁睡不着觉了。现在，我不但晚间能睡，而且午间也能睡，睡眠有了保证，白天自然精力充沛，身体状况迅速有了好转。《民族医药报》使我获得了健康，我的生活再也离不开它，现在它已成为我的好朋友。

《民族医药报》助我再就业

黄存琴

我又有工作了，而且当上了我心爱的药店营业员，这使我感到自己是世界上最幸运的人。

1997 年 3 月，我原来所在的企业由于效益不景气倒闭了，我成了一名下岗女工，待业在家一年多时间。我垂头丧气，几乎失去了生活的信心。

"山重水复疑无路，柳暗花明又一村。"正当我心灰意冷、一筹莫展之际，友人告诉我，街上一家国有大药店为增加营业网点，面向社会公开招聘 8 名下岗女工。招聘条件非常苛刻，其中最重要的一条是必须懂得一些用药方面的基础知识，尤其是中医药知识，招聘采取笔试的方式。听到这条消息，我既高兴又害怕，高兴的是机会难得，害怕的是考不上让人笑话。就在我犹豫不决的时候，友人说："你老公不是年年都订《民族医药报》吗？那上面不是有很多用药方面的科普知识吗？走，报个名，碰碰运气！"在朋友的再三劝说下，我报了名。报名回来，我翻箱倒柜，把几年来的《民族医药报》找出来，一张张翻阅学习。第 2 版、第 3 版的内容，每一篇我都学习，并做好笔记。同时，我还注意把用药知识与日常生活知识有机结合起来，反复学习。半个月后，药店招聘营业员笔试正式开始。面对 120 多名应聘者，我沉着应考，最终以 93 分的好成绩名列第二名，被药店正式聘用。

就在正式上班的前一天晚上，我摆了酒席，手捧聘书，面对前来祝贺的亲朋好友，我的眼睛湿润了。我对在座的亲朋好友说："是《民族医药报》这位老师给了我第二次就业的机会。"

家庭必备的保健良方

张玉麟

我与《民族医药报》结下不解之缘是从验方开始的。一次练功时，有位同志把脚关节扭伤了，当时肿得很厉害，不能走动，需人搀扶回家。我告诉他家人，买 500 克鲜韭菜，洗净切碎捣成烂泥，敷在肿胀处，上边盖一块纱布，让他用两手掌轮流对着肿处来回转动，一小时换药一次。结果 3 个多小时后，脚就消肿了，也不痛了，第 2 天就能活动了。他说："过去也扭伤过一次，肿得还没这次大，打针上药半个月才好转，这次没想到只花 4 角钱买了一把韭菜就治好了。"

还有一位同志，患有外痔感染症，肛门外边长了一个有鸽蛋大的肿物，坐卧不安，到医院就诊，医生说要动手术。我教他找来一把无花果叶，洗净捣烂，用盐水把肛门肿物洗净，把捣烂的果叶敷在肿物上，用纱布固定，每 2 小时敷 1 次，然后仰卧，两腿分开，放松，结果两天后肿物就消下去了。他高兴地说："你这办法真好，使我免遭一刀之苦。"还有两个患高血压的同志经常头晕，吃降压药也降不下来，很苦恼，问我有什么好办法？我说："你找一个鲜牛胆，再用半斤（250 克）绿豆（洗净晒干），装在里边，放阴凉处半个月，取下把绿豆放在小瓶里，每次吃 25～30 粒，一粒一粒地嚼，开始会有点腥味，后来有点甜味。"他吃了 2 周后，血压就由 170 毫米汞柱/95 毫米汞柱降到 130 毫米汞柱/85 毫米汞柱了，头也不晕了。他说："小方还真能治大病呢！"

总结这几位同志用验方的实践，我对《民族医药报》产生了很大的兴趣。两年来，该报上的验方使好多同志解除了痛苦。该报每年刊出 3000 多条验方，有针对性地运用，疗效显著，确实是家庭必备的保健良方。同时报纸上还有许多中老年人养生的保健知识和经验，都值得我们借鉴，所以说订一份《民族医药报》就等于请来一位不见面的保健医生。

一朵美丽的鲜花

黄亦兵

在单位阅览室的报架上，陈列着 10 多种报纸，然而最受职工青睐的就是《民族医药报》。一位老读者毫不夸张地说："《民族医药报》犹如一朵美丽的鲜花，以它特有的芬芳、馨香，赢得了众多读者的心，可谓是人见人爱。"

《民族医药报》何以受到读者如此的钟爱呢？笔者先后对 10 多位中老年读者进行了一次口头调查，他们的看法几乎是一致的，认为《民族医药报》犹如一家没有围墙的保健医院，使人足不出户，即可得到名医指点，掌握自医、自治、自我保健的技能；从中获取丰富翔实的医药卫生科学知识，而且实用性强，让人耐读耐看。一位患慢性气管炎的退休职工说："我从报纸上抄了 2 个治疗气管炎的验方，轮番使用，仅一个月时间，又没有花多少钱，病情很快就好转了。"另一位老职工，其孙女背部长了几个疖子，到一家医院手术切除后，不久又长了出来。一日，他看到报纸上介绍的治疗寻常疣扁平疣验方，便按照验方取醋 200 毫升，加热浓缩为 100 毫升，涂于患处，每日 3 次。数日后疣体脱落，且无疤痕。这位老职工动情地说："现在大医院收费高，有病看不起；地摊游医假药多，信不过；唯独《民族医药报》是老百姓真正的朋友，花钱不多，又解决大问题。"

是的，如今《民族医药报》已成为人们生活中不可缺少的一位朋友。愿它在编者、作者、读者的共同耕耘下，这朵人见人爱的鲜花开得更加绚丽多彩。

十年交往，百看不厌

王子富

1986年从卫生系统退休后，我先后自费订阅过多种报纸和刊物，经过多年的阅读，从知识性、趣味性、实用性方面进行综合筛选，自1996年起只留下了三份，其中首选的一份就是《民族医药报》。我与它交往已有10个年头了。这张报纸版面虽小，可它让我百看不厌，遇到家人有什么病痛，拿来翻翻，还真派上用场。

女儿上学时双脚趾冻得红肿，于是我找出了1991年12月25日的《民族医药报》。根据上面的验方，我把红辣椒切成丝泡在60度的白酒里。浸泡10天后，正赶上寒假期间，就让女儿每天多擦几遍，只过了五六天的时间，红肿就全部消失了，脚也不疼不痒了，以后再也没犯过。

我本人的肩周炎一天比一天严重，穿衣都很费力，喝了三瓶《民族医药报》推荐的"神蜉酒"，大有好转。老伴神经衰弱特别严重，夜间难以入睡，瘦得皮包骨似的，十分苦恼，药吃了不计其数，就是无济于事。我动员她喝点"神蜉酒"试试。她每晚喝一小杯（9克），时间长了，她每晚能喝两小杯。半个多月后，老伴渐渐地能多睡了，精神状态一天比一天好了，身体状况也一天比一天好起来。她逢人就说："是我家老头子请来的保健医生为我治好了病。"

自那以后，每年邮局一通知年度报刊征订工作开始时，她就提醒我别忘了订《民族医药报》，从此我们家又多了一个《民族医药报》的忠实读者。

附原文：

治疗冻疮数法

纪国安

1. 轻度冻疮，皮肤红肿，可将伤湿止痛膏贴于患处，两天换一次，一周后便可消失。

2. 荆芥 30 克，紫苏叶、桂枝各 15 克，加水 2000～3000 毫升，煮后温洗，每日 1～2 次。

3. 把尖辣椒切成丝，放进 60 度的白酒中浸泡 10 天左右，再用它擦患处，每天 5 次，疗效特别好，适用于未破溃的冻疮。

4. 用十滴水擦洗患处，每日 3 次。

5. 用生姜一块，在火上煨热后，切片，擦红肿处，每天 2 次，每次 15 分钟。

6. 冻疮已溃烂者，可用螃蟹烧灰，加蜂蜜适量调成糊状，外涂患处，一周左右可治愈。

7. 山楂数个，烧熟去核，捣成膏状，敷于患处，用于冻疮破溃久不收口者，疗效甚好。

8. 用棉花的花焙焦研成细末，撒在布上外敷患处，每日 1 次，对已破溃者疗效更佳。

《民族医药报》是农村素质教育的好教材

朱晓萍　卜颜芳　张相桦

《民族医药报》确实是一张让人们爱不释手的好报纸，它实用性强，既有小验方，又有疾病的防治，还有医生手记、长寿经、医生的话、专家论坛、教你一招、药材种植等栏目，真是办得顺民心，合民意。我们联系农村教学实际，将《民族医药报》当做卫生常识课和劳动技术课的教材讲给学生，使学生学到了许多书本上学不到的知识，学会了许多疾病的防治方法，如冬病夏治、食物中毒的家庭急救等，还能利用一些单方、验方治一些头痛感冒之类的小病。农村家庭多数都有责任田、闲散耕地，利用劳动技术课，让学生学习《民族医药报》上刊登的药材种植技术。高年级学生放学回家配合家长，利用闲散耕地种一些中药材，如黄芩、防风、桔梗等，既学到了实用技术，又锻炼了劳动意志，一举两得。学习与实践相结合，书本知识与《民族医药报》内容相结合，既丰富了课堂知识内容，又使学生掌握了实实在在的科技知识，令学生学得懂，记得住，用得上。《民族医药报》是农村学校进行素质教育的好教材。

长白山区教师喜读《民族医药报》

卞今良

我是祖国东北长白山区的农村教师，2000 年开始订阅《民族医药报》。我订的这份报纸，深受周围教师们的喜爱。

同事张老师在居室装修过程中，可能是对瓷砖和家具油漆过敏，导致皮肤瘙痒，越抓越痒，吃什么药都没有用。我把报纸刊登的小验方推荐给他："生甘草 100 克，加水 1000 毫升，煎煮后过滤去渣，外洗患处，每日 1 次。"张老师连用 4 次，过敏奇痒症就全好了。

前些日子，同事徐老师失眠症又犯了，服用一些常规的西药，效果很不理想。正巧，我记得《民族医药报》上有"固本养心药酒"的防治失眠方，于是如法炮制（生晒参 15 克，何首乌、熟地、龟板各 20 克，川芎、石菖蒲各 10 克，失眠严重者加酸枣仁、廷胡索各 12 克，用白酒 500 毫升，冷浸法炮制密封，14 天后即可饮用，每日 1～2 次，每次 10～30 毫升，视病情体质加减）。徐老师用后效果很不错。

照葫芦画瓢也能治好病

潘东原

我虽不是医生，但平时酷爱中医。自从订了《民族医药报》后，对医药的兴趣更浓了，并把学到的医药知识运用到实践中去。

我女儿患有胆结石，她怕开刀，吃了许多药也无效。后来我就用《民族医药报》上的"清胆逐石汤治胆石症"方剂（茵陈、金钱草各 30 克，枳实 18 克，白芍、谷芽、麦芽各 15 克，柴胡、木香、黄连、鸡内金各 9 克，甘草 6 克）给她治疗。我参照其他资料，加了郁金 40 克，连服 10 剂，结果胆结石全部排出了。我又将此方剂用于其他几位患结石的朋友，皆取得满意的效果。

又如我邻居患类风湿性关节炎，看西医，吃了好多药皆无效。后来我用《辨证施治类风湿》一文中的辨证方法，对照邻居的症状：关节肿痛，低热，口干苦，胸闷，纳差腹胀，判定属湿热型类风湿。治以清热利湿、活络止痛，方以宣脾汤加味治疗。药方：生石膏 50克（先煎），知母 12 克，苍术 15 克，桂枝 12 克，忍冬藤 30 克，羌活 15 克，独活 15 克，防己 15 克，滑石 20 克，木通 10 克，土茯苓 20 克，乌梢蛇 30 克，地龙 20 克，甘草 6 克。邻居服用了之后，症状好转。

好文章令我重新振作

卫桂苟

1999 年的正月初五，正当人们欢度春节的时候，老家的一位亲戚上气不接下气地跑来告诉我："你娃喝农药了，现已住进镇医院，你快去看吧。"听到这一消息后，我顿时头脑发胀，两眼昏乱，感觉

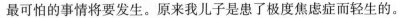

最可怕的事情将要发生。原来我儿子是患了极度焦虑症而轻生的。

天哪！我七岁时母亲由于久病不治，离我而去。儿子刚出生四个月时他的母亲患心脏病突然死亡，而今儿子又要与我不辞而别了。人生最大的悲哀莫过于早年丧母，中年丧妻，老年丧子，我的精神世界一下子崩溃了。

正当我绝望的时候，无意中看到《民族医药报》凤尾草副刊刊登的散文《磨难的价值》，尤其是作者那句"磨难是对人身心的折磨和意志的考验，更是对未来成功的一种铺垫"让我振作起来，想想我所经历人生的种种不幸，就当是人生路上的一种磨难。

这篇文章使我进一步认识到"在我们的祖辈面前，磨难是必须强渡的苦海，是横亘在阳光间的乌云，荆棘和鲜花之间的障碍。磨难塑造了他们伟岸的形象，吃苦耐劳的秉性，积极进取的精神"。"他们从不绝望，学会跌倒了爬起来，相信只要不断地努力，总会有时来运转的一天。"它像一道闪电，劈开我混沌的心灵，让我一下子醍醐灌顶，突然间领悟到许多人生的真谛。

《民族医药报》刊登的《磨难的价值》这篇文章，句句道出了做人的真谛，坚定了我的信心，让我从悲伤中走了出来。于是，我重新振作，又背起了红十字药箱，奔走在救死扶伤的大道上。

治病良方深受师生喜爱

肖松恒

我是一名校医，除了给师生看病治病，还普及医学卫生知识，《民族医药报》是我的好帮手。结合学校实际，我专门搞了一个黑板报，针对学生中出现的一些疾病，把民族民间的治病良方抄在黑板上，供他们使用，深受广大师生欢迎和喜爱。

比如，师生中有人患有神经衰弱，失眠不寐，我就在黑板上教他们取夜交藤（何首乌藤）250克左右，煎浓汁加点糖（蜂蜜最佳）临睡时喝下即入眠，且无副作用；有人感冒咳嗽，我抄上这方面的药方，如侧柏叶 150 克、枇杷叶 100 克（去叶毛）煎水加蜂蜜服即愈；女生痛经，我又抄治痛经验方，如益母草 50 克、香附 25 克、艾叶 15 克煎汁加红糖煮鸡蛋（去蛋壳）吃，很灵验。农村卫生条件较差，不少学生患有皮肤病，皮肤瘙痒，我又把"薄荷 150 克、艾叶 100 克、苦参 200 克煮水洗"即效的验方抄在黑板上。

像这样的情况数不胜数，《民族医药报》给我校师生带来的好处永远也说不完。

医务人员都很佩服它

高献忠

我们是新疆生产兵团工一师四团医院的一群医务人员，提起《民族医药报》，大家都很佩服。早在五年以前，我们科室的一位负责人自费订了一份《民族医药报》，只要该报一到，大家便争先恐后地传阅，有许多医生还把上面的小验方摘抄下来记在笔记本上。医院领导知道此事后，便给每个科室都订了一份《民族医药报》。

今年，我接收了一位患有血管神经性头痛的病人住院，应用了许多调解神经镇静、安神等方面的中西药治疗，但是患者自述头痛时轻时重，无大好转，当时我都灰心丧气了。坐在我旁边的张大夫知道后，忙将自己的笔记本打开，指出今年 5 月 18 日《民族医药报》上刊登的《头风头痛的中医治疗》一文，可能对病情有所帮助。我用该验方（川芎、荆芥、石膏各 6 克，共研末，每次服 6 克，饭后以开水调服，每日 3 次）给患者治疗。真没想到，3 天以后患者见了我，高兴地把我抱了起来："嘿，这三天，我的头一点都不痛了。"我又连续给他治疗了一周，患者很快便痊愈出院了。

像以上的例子，在我院处处可见。我们祝愿《民族医药报》走进千家万户，使更多的人从中受益。

实用验方十分灵验

梁冬喜

我是一名医生，经常用《民族医药报》上刊登的实用验方给人治病，十分灵验。《民族医药报》不愧是我的好老师。

2001 年 5 月，一位姓张的患者慕名到我康复中心求治，医院 CT 报告单显示腰椎间盘突出 0.6 毫米，压迫神经根，身体侧弯，给工作和生活均带来诸多不便。我运用《民族医药报》上的"治疗腰椎间盘突出症验方"给予治疗：①党参 12 克，鸡血藤 12 克，当归 10 克，枸杞子 10 克，延胡索 10 克，牛膝 10 克，川续断 10 克，生姜 10 克，川楝子 10 克，杜仲 14 克，伸筋草 14 克，炮山甲 8 克，川芎 8 克，土鳖虫 8 克，红花 6 克；②当归 25 克，千年健 25 克，炒白芍 15 克，木通 15 克，独活 15 克，附片 15 克，生黄芪 40 克，生甘草 8 克，胆南星 8 克，蜈蚣 2 条。每日 1 剂，早、晚各服一次。先后服用 22 剂，辅之推拿、按摩、拔罐等综合治疗手段，患者很快就恢复了健康，重返了工作岗位。

还有一个例子。有一个高三的学生，自述持续高烧 4～5 天，经医院治疗后，白天平稳，一到晚上，高烧不退，吞咽疼痛。离高考不到 10 天，家人非常着急，经别人介绍后带孩子到我康复中心求治，经化验诊断为急性扁桃体炎。我根据《民族医药报》上的"治疗急性扁桃体炎验方"给予治疗：大青叶 30 克，岗梅根 30 克，西瓜翠衣 30 克，蒲公英 30 克，野菊花 20 克，玄参 20 克，射干 15 克，牛蒡子 15 克，赤芍 10 克，薄荷 5 克（后下），甘草 5 克。每日 2 剂，分 2 次服。喝药后当日晚上体温正常，咽喉疼痛基本消失，连服 4 剂后痊愈。

良师教我除病魔

牙茂权

自从 1990 年我认识《民族医药报》后，便与之结下了不解之缘，至今已整整 13 年了。近年来，《民族医药报》开设"读者之声"栏目，这是读者读报实践的切身体验专栏，我特别关注这一专栏。

我的侄女刚 6 岁就来随我就读，生活不会自理，身体单薄虚弱，遇点风寒即咳嗽不止，弄得全家不得安宁，打针、吃西药、用热姜汁擦洗……该用的方法都用尽了，也没有多大好转。在百般无奈的情况下，我只好向我的良师——《民族医药报》求救。终于在 2002 年 11 月 8 日第 4 版"读者之声"一栏发现桑田同志所说其女的病情与我侄女的病情一模一样。我喜出望外，便按桑田同志介绍的药方买来了 5 剂药，当晚即煎给侄女服用，果然侄女咳嗽减轻了许多；继续服完 5 剂后，病情大有好转。同时，结合服用小儿咳嗽方剂，使身体一贯虚弱的侄女不再咳嗽，而且食量大增，脸蛋越来越红润了。我还用该报学到的验方为不少肾结石、尿结石、胆结石、胃病患者解除了痛苦，这不但为他们消除了病魔，而且大大减轻了他们的经济负担。《民族医药报》真不愧为我的良师啊！

附原文：

《民族医药报》——女儿的医生

桑 田

我女儿在婴儿时期就因为遭遇风寒而引起急性肺炎，因为年龄幼小，加之缺乏母乳喂养，体质太差，肺炎虽经治愈，但却落下个容易感冒的毛病。只要一遇冬春季节，稍不小心，她便会感冒、咳嗽，尤其是在冬日的夜晚，那咳嗽的声音常使我难以入眠。

孩子是祖国的花朵，也是父母的希望。想着女儿的人生道路还很长，我对她的健康感到无奈和惆怅。想一想，我自己已经下岗，要为家庭的温饱去劳作，为自己的生存而奔忙，哪有余钱跨进大医院的门槛。于是，我把疗疾治病的希望寄托于验方和偏方。在遍寻医书、报刊后，我终于发现《民族医药报》似一个小型的医院，教你验方、偏方、效方、秘方，传播各兄弟民族疗疾、保健卫生习俗。我按照该报介绍的药方，取香附、紫苏叶、紫苑、百部各10克，另加鲜姜5片，用于治疗女儿的病，结果疗效十分明显。这条治疗风寒咳嗽的妙方，使女儿的咳嗽消除，体质得到改善。之后，只要家人稍有不适，我便会在《民族医药报》上进行药方搜索。于是，我为女儿当医生，《民族医药报》为我当先生，先生教我识方药，治病疗疾少花钱；先生与我成朋友，我与先生心相连。

《民族医药报》收藏价值高

余章英

一次偶然的机会，在一位朋友的介绍下，我于1998年开始订阅《民族医药报》。由于该报纸上刊登有养生治病等许多秘方、验方，因此这几年来所订的《民族医药报》我都舍不得扔，全都收藏起来了。

去年6月的一个晚上，我和朋友喝茶的时候，头突然痛起来，到药店买药吃，可一点效果都没有。第二天，去医院打吊针、吃药，可头还是痛。接着陆续去了好几家医院看，做了头部CT检查，没发现什么问题，但就是头痛得很厉害，不能坐，更不可站立，只能整天躺在床上，不思饮食。7月12日晚上，我实在是撑不住了，立刻让儿子送去医院，医生建议我住院治疗，儿子同意了医生的建议。就这样，在7月13日我住进了医院。住院期间，脑电图、心电图、验血等该检查的项目都检查了，但还是查不出病因，住院10天，花费2000多元，瘦了十多斤，病情还没有明显起色，最后只好出院了。

回到家还是老样子，整天躺在床上，痛得厉害时又去医院看。

就在我对自己的病不抱多大希望之时，想起了老朋友——《民族医药报》。于是，我把所收藏的报纸全都找了出来，一张张仔细地看，根据自己的症状，终于在 2001 年 11 月 16 日的报纸上找到了《颈椎病的运动疗法》一文。我照着文中介绍的疗法坚持做了一个星期，现病情已经好得差不多了，于是我又坚持继续做下去，直到现在。如今我已不需服药，精神良好，不仅可以坐，还可以站，甚至还可以跳。

附原文：

颈椎病的运动疗法

韩咏霞

颈椎病的治疗除理疗和对症处理外，积极开展运动疗法是不可忽视的重要手段。颈部体操是运动疗法的关键，一方面能增强颈背部肌肉力量，增进颈椎活动功能；另一方面还有解痉止痛，缓解症状的功能。颈部体操共分为五节，每节做四到八拍，每日 1～2 次，具体内容如下：

1. 左顾右盼：上身直立位，双手叉腰，头向左右旋转，做 8 个节拍。

2. 伸颈拔背：两肩放松下垂，同时颈部尽量向上伸，似头顶球状，做 8 个节拍。

3. 与项争力：两手交叉置于枕后部，头颈用力后伸与手呈对抗状，做 8 个节拍。

4. 环绕颈项：头颈放松，缓慢转头，顺时针转与逆时针转各 4 个节拍。

5. 按摩颈部：全身放松，将双手除拇指外的其余四指竖置于后颈部两侧，自上而下，自下而上，逐次按摩颈椎两侧肌肉，共 8 个节拍。

家庭医生为我排忧解难

廖建华

我爱人曾经得了不治之症，颈部长了大小不等的肿瘤，医生说是颈淋巴结核，花了数千元，不仅没有治好，反而越来越大。我的朋友得知后，向我们推荐了《民族医药报》上的方法：用水牛大板牙（即臼齿）2～4颗，烧炭存性，研成细末后，加入生桐油250克调匀，每天外涂患部2～3次。回家后，我如法炮制，给爱人连用5日后肿瘤消失。爱人如释重负，开始又有说有笑了，还埋怨我说："你怎么不早订一份《民族医药报》？"

从此，我与《民族医药报》结下了不解之缘。17年来，它为我排忧解难：孙儿吐泻，用报上说的外敷散一敷就效；儿媳头痛，用头痛鼻塞散一塞就灵；亲戚朋友病了，对症取方，无不治愈。《民族医药报》成了我生活中的精神支柱，它伴随我度过了17个春秋。我每年都把它装订成册，妥善保管，可是由于册数多了，一时急需也难于查找，随后我就买了一套《民族医药报验方》，这样就方便多了。《民族医药报》不仅成了我的"家庭医生"，而且还提高了我的保健意识，它让我快乐充实地走好自己的路。

白衣天使医治我的心理疾患

李树祥

我爱订《民族医药报》，更爱阅读《民族医药报》。作为一名心理有严重障碍的患者，我读了《民族医药报》后受益匪浅。例如，《男人要学会倾诉痛苦》《心往好处想》《敞开一扇心窗》等，我不知读了多少遍。在不断研读这些文章的过程中，我的心理疾患得到了医治。现在，我正在成为一个乐观向上的人。再说我老伴，她十年前患上了高血压、高血脂，近 4 年来又得了糖尿病，是个有名的老病号。自从订阅了《民族医药报》之后，我按照其中介绍的健康之术，指导她开展自我保健活动，现在老伴的血糖、血压正常，基本上不再服药，身体已经恢复到健康水平。有人据此说我找到了白衣天使，请来了无声的"医生"，此话说得到位，说到了我的心坎上，浓浓的"白衣"情，永远记心中，我深深地热爱着《民族医药报》，它是我的良师益友。

然而，我最大的爱好还是剪贴《民族医药报》，因为它像一面镜子，使我看到了民族医药的瑰宝，看到了医疗科技腾飞的今天，也看到了人生的轨迹（副刊效应）；它又像一把钥匙，给我打开了通往健康的大门。近几年来，我先后剪贴了治病之法、长寿之道、心理门诊以及三高把脉、疾病信号等一系列文章，并装订成册，这些资料成了我生活中不可或缺的一部分。此外，左邻右舍也常来借阅，以找治病的良方，一报多用，乐者趣也。

《民族医药报》博采众长，内容丰富，价格便宜。订阅了这份报纸，犹如白衣天使来到家中，助我健康，助我长寿，给我们的生活带来了无尽的快乐，我将永远与《民族医药报》同行。

中老年人的健康挚友

周　振

我和我爱人原来都有些慢性疾病。我常年皮肤瘙痒，经常抓到皮破流血，痛痒难忍；我爱人有高血压、慢性喉炎、失眠等症。在订阅了《民族医药报》之后，这些缠身的疾病都得到了康复。

最初，我是从 2002 年 6 月 7 日《民族医药报》第 4 版"百草园"中刊登的《金银花》一文中得到启发。当时我在中药店里购买了 60 克金银花泡茶，喝了一段时间，我爱人的咽喉炎不知不觉就好了，至今未复发过，失眠、头痛症也减轻了许多。在 2005 年 4 月 29

日第 4 版刊登的《皮肤病人常记三字》一文中，用 8 种方法防治皮肤病。我用此方法综合治疗了一段时间，收到了明显的效果。

《民族医药报》在传承中医民族医药文化，指导中老年人的健身运动、文化修养方面做出了较大贡献。大众养生经验非常好，有许多可以借鉴，还有药膳食疗方也有不少被我采用过，其中有些不花钱或少花钱的药方也很有疗效。几年来，我的健康状况很好，这得益于《民族医药报》的健康指导，我真心地感谢它。

用方治愈盗汗和肩周炎

周大胜

我的小儿子经常夜间盗汗，上医院打针吃药，见效甚微。后来我从《民族医药报》上看到一则小验方："霜桑叶 100 克，烘干研细末，每次 9 克，取米汤适量送服。"我试用该验方，小儿子连服 5 天后病就好了。

邻居二爷患肩周炎两年多，经多次服用中成药、中草药汤剂，药液穴位注射、针灸，疗效甚微。我建议他试用《民族医药报》上刊登的验方：防风 18 克，鸡血藤 30 克，羌活、没药、乳香各 12 克，米醋 300 毫升，上药共煎 25 分钟，趁热洗患处，每日用药 2 次。共用了 4 剂，花费不足 20 元，邻居二爷的肩周炎就治愈了。

报上验方治好我的病

唐伍元

2009 年，我手足突然麻木厉害，到医院检查，诊断为血虚麻木，经多次治疗效果不佳。后来，我在《民族医药报》上找到了《手足麻木就是气血不足吗》一文，其处方为：熟地 20 克，白芍 15 克，赤芍10克，当归15克，川芎5克，独活12克，桑寄生12克，牛膝10克。水煎服，每日1剂。我照着此方法前后共服了20剂，手足麻木的症状就好了。

我还患有慢性咽炎，多年来也未治好，看到《民族医药报》上刊登的《中西结合治疗慢性咽炎》一文，其处方为：玄参15克，麦冬10克，生地10克，桔梗10克，炒牛蒡子12克，甘草6克，薄荷6克，蝉蜕6克，款冬花12克，百合10克，橘红12克，丹参12克。每日1剂，早、晚各服1次，5日为1个疗程。同时结合西药庆大霉素、地塞米松注射液含嗽，息斯敏10毫克口服，每日1次。中西药结合治疗3个疗程后，我的慢性咽炎就好了。

健康多亏有了《民族医药报》

张立华

我今年82岁了，曾经是个体弱多病的人，现在有健康的体魄完全是因为订阅了《民族医药报》，它刊登的健康知识让我受益，我的内心万分感激它。

我曾患有心律不齐，吃了很多的药，但是心律总是控制不住，心里很着急。后来，我在《民族医药报》上寻到了治疗方法，很简单却非常有效，即每天在太渊穴上按压2~3分钟，直到心率平稳为止，每天要散步30分钟到1小时。我照着报上的方法做了一段时间，发现心脏病有明显改善，心里非常高兴。

我的腰臀部患有骨质增生，去过无数次医院，吃过多种药物，效果不是特别好。后来我在《民族医药报》上看到了一个小单方：黑豆30克，红花10克，艾叶12克。加适量白酒搅拌均匀，装入布袋内，放置于骨刺部位，每次敷30分钟，每日1次，10日为1个疗程。我照着此方法做，现在骨质增生已基本不复发了。

《民族医药报》刊登了很多老年人如何锻炼提高自身体质的方法，我经常用这些方法锻炼，现在感觉非常的轻松愉快。

没有理由不爱它

许士芳

我的家庭以前十分贫困，我和丈夫身体都不太好。这些年，如患小毛病，我们基本上都是通过《民族医药报》这位"家庭医生"的帮助进行治疗的。我有月经不调、痛经等毛病，按照报上刊登的"蔷薇巧治月经病"的验方，取鲜蔷薇成熟果实 90～120 克，捣烂冲红糖、黄酒服。服了一段时间，竟治好了我的月经不调。村里有很多姐妹，都通过服用这个验方改善了月经病。

我刚开始订阅《民族医药报》的时候，在村子里还引起了不小争议呢。村里人说我一个家庭妇女，还订阅书报干什么。可我不以为然，因为他们不懂，有《民族医药报》的陪伴，我的生活变得丰富多彩，我不仅学到很多医疗养生方面的知识，而且还知道人生最大的财富就是健康。

从 2009 年至今，每年我都给父母订上一份《民族医药报》。老人通过看报受益匪浅，学到了许多防病治病的方法以及保健养生的知识，提高了自我保健意识，过着快乐、幸福、健康的晚年生活。《民族医药报》让我体会到帮助别人、快乐自己的滋味，我没有理由不爱它。

我与《民族医药报》结下了不解之缘

姚泽民

我喜爱《民族医药报》，是因为它里面刊登有许多简便药方，对某些疾病治疗有很好的效果。我儿子读小学时，得了一种频繁眨眼的毛病，不停地挤眉弄眼，歪嘴皱眉，不能自控。我翻阅《民族医药报》，发现了一条治小儿频繁眨眼的药方，其处方为：荆芥、胡黄连、防风、制苍术各5克，茯神、神曲、焙鸡内金各6克，炒白芍、炒山楂、炒谷芽、炒麦芽各10克，甘草3克。水煎，每日1剂，连服5～15剂。我照此方抓药5剂，儿子服完后症状基本消失。后来，我把此方收藏在我的《民族医药报》剪辑本中，以留备用。

我的老母亲，年轻时在农村风里雨里干活，落下了腿脚疼痛的毛病，有时上下楼梯都非常困难，吃过不少药，搽过风湿药酒，但效果不佳。后来，我翻阅了《民族医药报》剪辑本，发现一则患者用治风湿关节痛验方治腿脚疼痛的体会，药方是：甘草、制草乌、制川乌、乌梅、牛膝各16克，天麻32克，将上述6味药放入50度以上750毫升白酒中浸泡7天后，每天早、晚各服30毫升。我按此方买药让母亲如法炮制服用。母亲不习惯喝高度白酒，就用自家酿造的米酒代替，效果也十分好，至今80岁高龄仍腿脚灵便。

我本人在冬春季节时很容易因为感冒而引起气管炎，经常咳嗽，以前总是到医院拿点西药对付，后来不行就用青霉素，再后来打针也没什么效果。我又翻阅了我的《民族医药报》剪辑本，对症选用其中治咳嗽的中药方，每次都有好的效果。我特别喜欢《民族医药报》上刊登的读者献方，有一个药方为：嫩桑叶9克，陈皮、杏仁、五味子、云苓、半夏、甘草各6克。凡是有嫩桑叶的季节，如遇感冒咳嗽，我就选用此方，屡试不爽。

订阅此报，受益不少，我与《民族医药报》结下了不解之缘，坚持订阅20多年。今后我还要继续订阅，因为它就是我祛病疗疾的家庭医生，也是教我医药常识的健康顾问。

我用验方缓解多年老毛病

姜登文

《民族医药报》上的验方很实用，我平时都会将这些验方学以致用，并且传授给学生，有时还能给学生治病。有学生肚子痛，我就教他们用右手心放在自己的肚脐上，再适当用力，顺时针绕圈按揉肚脐 100 次，休息 5 分钟，再重复一次；有学生患了腮腺炎，我就教他们去野外挖 3～5 条白颈蚯蚓，用清水洗干净，沥干，然后与适量白砂糖捣如稀泥，用棉签蘸敷患处，每日 3 次。除此之外，我还经常把右手心放在自己的肚脐上，顺时针按揉肚脐 100 次，大大缓解了我多年肚子反复隐痛的老毛病。

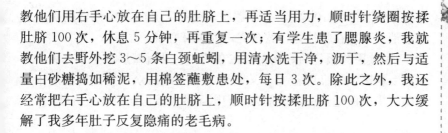

乡村医生的良师益友

兰天就

我是一名乡村医生，大专毕业后一直在村卫生室工作，为村民们提供常见病、多发病的诊疗服务。经过十三年的基层服务工作，我深深体会到中医治疗疾病的优势。

近年来，我自学了中医本科教材，并且每年订阅《民族医药报》。该报刊版面内容很丰富，有国家医疗新政策、医药服务、医药园地、经验交流、医药文摘、杏林漫步、健康生活、凤尾草副刊等栏目，其中刊登有中医推拿、按摩、药食等保健知识，非常适合中老年人日常保健。每当我走村串户为村民建立健康档案时，都会向一些患有慢性病（如高血压、糖尿病）的老年人推荐《民族医药报》，该报纸介绍的保健知识、小验方很实用。

例如，我的小女儿出生第 22 天，忽然夜晚哭闹，白天我爱人帮小孩洗澡时发现左侧乳腺红热，肿如成人拇指大，质硬，判断是新生儿急性乳腺炎。我用大黄、芒硝外敷患侧，3 天而愈，成本不过 1 元钱。其方法是：先用 20 克大黄煎水去渣，取约 50 毫升药水冲 20 克芒硝，拌融化后待凉，用棉花蘸药液外敷患处，每日 3～5 次，直至治愈。

还有我的父亲患慢性胃肠炎多年，每当受凉或饮食不当，就会出现脘腹胀满、肠鸣，甚至泻稀便，即使服药，也是时好时坏。他根据《民族医药报》上刊登的保健方法，双手叠加后顺时针、逆时针按摩脘腹部各 100 次，每日数次，坚持了几年，慢性胃肠炎症状逐渐消失，现在精神好、饮食好，人也开心了。

《民族医药报》的好是实实在在的，它贴近基层卫生工作者，是我们乡村医生的良师益友，又贴近广大人民群众，为我们传播未病先防的中医保健知识，更是为我们国家的民族医药事业做贡献。

老年人的好伴侣

张立华

因我年老体衰，耳朵听力不好，曾去过医院治疗，也吃过不少药，但疗效都甚微，自己又很抗拒戴助听器，所以很是苦恼。

直到有一天，我在《民族医药报》上看到了关于改善听力的按摩法：①提拉耳垂 3 分钟；②双手按摩双侧耳轮至发热为止；③每次提拉耳尖 20 次，提至发热为度；④搓双耳 100 次；⑤轻揉捏耳轮各 30 次，搓到双耳发热为止，每天做 2～3 次，同时搓捏双耳轮。这按摩法既起到保健的作用，又能治疗高血压、头痛、神经衰弱、失眠等多种疾病。我照着此方法按摩了一段时间，听力确实有所改善，可以听见一些微弱的声音了。我看到了希望，打算一直坚持下去。

另外，我体弱怕冷，医生说我是阳虚，是肾虚引起的，关键是要填精补阳。我看到《民族医药报》上刊登有按摩气海穴的方法，在气海穴上按顺时针、逆时针方向各按摩 100 圈，每天按摩 10～20 次。长期坚持下来，我怕冷的情况大为好转，体虚的状况也有所改善了。

对我影响最深的是，该报纸的内容对我们老年人的思想也有所关怀。我已 80 多岁，可以说是年逾古稀了，因为年老体弱，心情忧郁，在思想上、生活上总是有悲观失望的情绪，所以患上了忧郁症。有一次，我在《民族医药报》上看到一篇《人老心不老，长寿靠人为》的文章，它指出健康还须自己做主，要先天不足后天补，注意

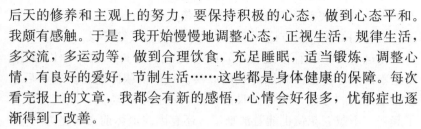

后天的修养和主观上的努力，要保持积极的心态，做到心态平和。我颇有感触。于是，我开始慢慢地调整心态，正视生活，规律生活，多交流，多运动等，做到合理饮食，充足睡眠，适当锻炼，调整心情，有良好的爱好，节制生活……这些都是身体健康的保障。每次看完报上的文章，我都会有新的感悟，心情会好很多，忧郁症也逐渐得到了改善。

我现在很少生病，也非常开朗，得益于《民族医药报》的指导。《民族医药报》真是我们老年人的好伴侣。

群众身边的好医生

卢秀萍

我们全家睡眠的质量都不好，妈妈、姐姐和我都患有长期失眠症，这给我们的生活带来了很大的困扰。四年前，看到《民族医药报》上有一则治顽固性失眠的偏方：酸枣仁 35 克，川芎 65 克，水煎服。我照此方了 9 剂，失眠症状改善了很多。我将此方告诉了家人和身边有失眠症状的朋友，他们服用了一段时间，也都说睡得好了，精神也好了。所以我对他们说，订阅一份《民族医药报》，真的会帮助我们解决很多的健康问题。

此外，我还用报上刊登的治气管炎偏方治好了邻居患了 40 多年的支气管炎，今年又治好了我老公患了三年的气管炎。其方为：冰糖、陈醋按 1：1 服饮。感谢《民族医药报》刊登的验方，简便实用，真是群众身边的好医生。

小小报纸传真爱

袁学来

我是一名退休教师，退休后比较清闲，闲暇之余喜欢读书看报。

2003 年订了《民族医药报》，为的是养生保健。我认真阅读每期报纸，把有用的医药验方记下来，从此和这份报纸结了缘。

在这十几年的看报过程中，除了记载良方外，我还学以致用，根据验方治疗自己及亲朋好友的顽疾。我以前眼睛花得厉害，后来按报上介绍的方法，坚持做眼部保健，不到半年功夫，眼睛便明亮了起来，不戴老花镜也能看清晰了。还有因我退休前常年坐办公室，致使血液流通差，得了痔疮病，平时痛得厉害，就连走路都痛。我在报上看到治痔疮的按摩方法后，按照此法进行按摩，不到两个月就彻底治愈，不用再忍受这难言之痛。再有我患颈椎病已经有很多年了，严重的时候不敢低头捡东西，也不敢回头看。看到报上介绍"米"字操治颈椎病，我如获至宝，认真坚持做了一个月，颈椎病得到了很大程度的缓解。这些保健知识，我经常和家人及朋友分享，他们也从中收获不少。

小小报纸传递着爱的信息，看到别人经我指点解除了病痛，我也觉得老有所用，在别人的感谢与祝福中，深深体味着那份助人为乐的幸福。现在我的身体感觉轻松健壮，青壮年的活力又回来了。

《民族医药报》文章获赞多

秦玟

笔者从《民族医药报》上收集了 55 篇赞扬该报的文章，其中广西有 13 篇，湖南有 12 篇，云南、江苏各有 4 篇，吉林有 3 篇，黑龙江、山西、河北各有 2 篇，贵州、河南、辽宁、四川、山东、天津、福建、湖北、新疆、浙江、江西、广东各有 1 篇，未标明省份的有 1 篇，证实该报已发行到国内各城乡，得到读者普遍欢迎。这些文章称《民族医药报》是位家庭的好医生、健康的参谋、治病的指南、救命的恩人、可敬的良师益友、永远真诚信赖的朋友。《民族医药报》每年订价只需 20.80 元，一般农户也能承受得起。如果缺报，只要去信去电讲明原因和期数，报社便会免费及时寄来补齐。

报纸的版面设计独特新颖，集知识性、趣味性为一体。特别是"特约医生档案"和"患者求援"两个栏目在医患之间架起了沟通之桥。喜爱它，是因它情暖百姓，急读者所急，是人们的精神食粮。它实用性强，既有小验方，又有疾病的防治，还有医生手记、长寿经、医生的话、专家论坛、教你一招、药材种植等栏目，真是办得顺民心、合民意。我们联系农村教学实际，将《民族医药报》当做卫生常识课和劳动技能课传授给学生，使学生学到了许多书本上学不到的知识，学会了许多疾病防治方法。一名落榜中学生，因长期阅读《民族医药报》，且善于收集整理，运用报上的病案、验方给人治病，收效甚验，如今已成为当地名医，被聘为卫生所所长。湖南省有家医院看到人人抢阅《民族医药报》，医师忙着抄录报上的验方，为了提高医务人员的医疗水平，院长给每人订阅一份。一家民办医学院号召入校学生每人订阅一份《民族医药报》，同学们都被其中的内容所吸引，个个爱不释手。有位张医生自费订《民族医药报》20份，送给常来问病求医的患者，受益者将祖传秘方送给他，他很高兴自己的善举换来了无价的回报。有人订了《民族医药报》后，把打牌的时间全挤掉了，专心一意地钻研医药知识。邮递员在发送报刊时，发现中药治疗乳腺增生方，按方给客人服用治愈了。他说："我经办发送的20余种医药报刊中，《民族医药报》确实实用，验方高效。"有个村逐年增订《民族医药报》，现已发展到近百份。一位医师连续订阅《民族医药报》10余年，花钱少，治大病，是《民族医药报》帮她一步一个脚印地走向事业成功之路。

高明"医生"疗百疾

石　恒

　　《民族医药报》中的验方栏目的确是一位默默奉献的高明"医生"。我利用它给我的亲朋好友解决了很多急难题。

　　我战友的女儿患了中耳炎将近两年，花了不少钱，到处医治无效。我把 1991 年 9 月 25 日《民族医药报》刊登的"壁虎油治中耳炎"的小验方介绍给他，他女儿用药不到两个星期即愈。我哥的小儿子，已 10 岁多了，每晚还尿床，全家对此很是烦恼。我把《民族医药报》1991 年 2 月 25 日刊登"小儿遗尿方"转抄给他，他按方让小儿子服药 4 天就见效，连服 10 天痊愈，全家人都非常高兴。我年近六旬的老岳母，一到冬天就咳嗽不止，难以治愈，非常痛苦。我按《民族医药报》1991 年 7 月 5 日验方专版中的"猪肺冬虫夏草汤"给予治疗，她服药 5 天咳嗽即止。笔者还利用 1991 年 11 月 25 日第 2 版登载的"牙痛偏方"治愈了 10 多名牙痛患者，为他们解除了病痛。真是小小验方，神奇无比。

读报收获健康

陈祖廉

我订《民族医药报》十年，每次来报都要仔细阅读，积累了很多保健养生知识，同时运用在生活中，治好了我和亲戚的疾病，收获了健康。

《民族医药报》上刊登的每一篇文章，我都深入阅读，有的好文章，还反复阅读，医学方面的知识，都认真做笔记，看到感兴趣的地方，甚至废寝忘食，十年下来，我受益匪浅。

读报可以陶冶情操。过去我遇到一点不顺心的事，不是怒气冲冲，就是针锋相对，与人不和。后来阅读了报上《健康藏在三好中》的文章，让我领悟到了做人的道理，首先要"修心"，要面善心慈，大度容人，温和豁达，亲密友善，能够谅人之过，念人之功，助人之短，扬人之长。

读报要懂得学以致用。我在报纸上学到很多小验方，把它们运用在家庭常见病的治疗上，效果都很好。如消肿止痛外用良方：仙鹤草 10 克，丹参 10 克，鸡血藤 10 克，赤芍 5 克，苏木 5 克，延胡索 5 克，红花 3 克，冰片 1 克。用 50 度米酒 500 毫升，加入上药，

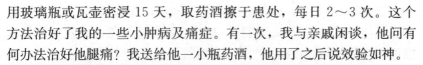

用玻璃瓶或瓦壶密浸 15 天，取药酒擦于患处，每日 2～3 次。这个方法治好了我的一些小肿病及痛症。有一次，我与亲戚闲谈，他问有何办法治好他腿痛？我送给他一小瓶药酒，他用了之后说效验如神。

阅读报纸还能养成长寿的生活习惯，如《老寿星的长寿秘笈》《外公长寿之道》等文章，让我懂得了养生的三大要素。

1. 合理饮食：吃八分饱，细嚼慢咽，多素少肉，饭前喝汤。

2. 适量运动：我几乎天天步行 1500 米到菜市买菜，每日 3 餐自己动手做，经常打扫院子、房间卫生，有时亲自劳作，铲除几十棵果树的杂草。这样的运动，每天做 2～3 小时。

3. 心态乐观：不论碰到什么事情，都不能着急，保持乐观心情，经常唱歌哼曲，积极向上。

除获养生三大要素外，我还学会了四大保健知识。

1. 适晒太阳：万物生长靠太阳，所以适晒太阳能够增加钙质，防止骨质疏松，灭病菌，促进血液循环，提高免疫力。早上有太阳时，我会在楼顶散步晒太阳 10 分钟。

2. 常吸新鲜空气：新鲜空气中的负氧离子含量高，对人体非常有益。负氧离子被誉为"空气维生素"，具有松弛神经、催眠、祛臭和杀菌的作用。因此，我在楼顶 45 平方米大小的地方，种上花卉、果树。天天在那里散步，吸收新鲜空气，每天 2～3 次，每次 20 分钟左右。房间、客厅摆上几盆花卉，经常开窗，长时间置身于清新空气中。

3. 适度饮水：饮水可使血液变稀，防止血液凝结阻塞血管，产生痛症。每天饮水 3～6 杯，早上起床饮 1 杯，午睡前、晚睡前各饮 1 杯。每餐喝 1 碗淡汤水。夏天炎热出汗多，适当补充淡盐水。

4. 天天泡脚：每晚睡觉前，我把花椒 50 克放入布包用绳扎紧袋口，加水煮开，待水温低时泡脚。泡脚时，按摩足三里、涌泉等穴位，先从左到右，又从右到左，各按摩 50 次。俗话说："热水泡脚，胜吃补药。"的确，泡脚能畅通血液循环，使全身温暖，很快便进入梦乡。花椒是一味天然良药，能燥湿、杀虫治癣，还能治疗湿疮、脚气等病症。

我今年88岁了，思维敏捷，步履轻快，耳聪目明，精力充沛，看报不戴眼镜，步行不需拐杖，身强力壮，益寿延年，这些都是读报用报带给我的，让我的生活丰富多彩。

我的好帮手

唐中元

自从2007年起，我便自费订阅了《民族医药报》。此后，该报纸成了我的精神食粮，每次来报都迫不及待地阅读，并把报上的医药知识及验方、偏方，用笔抄写下来。这几年工夫，我装订了一大本医学资料，以后兴许会派上用场。通过一边学习，一边实践，历经几年的奋斗，我真正实现了自己的愿望，成了一名中医医生。

邻居有一个中年人患风湿性关节炎多年，把家里值钱的东西都卖完而到处求医，打吊针、服中药，花了不少钱，仍无好转。他知道我常年订阅《民族医药报》，就来到我的家里，将他的病情告诉我。我介绍《民族医药报》上刊登的治疗风湿性关节炎的验方（伸筋草30克，威灵仙9克，细辛4克，卫茅、羌活、防风各15克，水煎服，每日1剂）给他。他连服3～5日后，风湿性关节炎病症已得到了明显改善。

毗邻的镇上有一位年近花甲老人背着孙子来我家治疗开水烫伤。我采用报上介绍的验方，同时内服消炎药，外涂清凉药给孩子治疗，四天后烫伤就好了，并无疤痕。孩子全家人都来感谢我，我脸上露出了笑容。这些成绩的取得离不开《民族医药报》，它最有实效，真是我的好帮手、好伙伴。